AF502509

RAOUL PICTET

LA FRIGOTHÉRAPIE

SES ORIGINES — SON BUT

LES RÉSULTATS DÉJA OBTENUS

PARIS
IMPRIMERIE POLYGLOTTE HUGONIS
6, Rue Martel, 6
1898

LA FRIGOTHÉRAPIE

Ses origines — Son but et les résultats déjà obtenus.

INTRODUCTION

Au moment de présenter cette innovation importante dans l'art de guérir, il me paraît convenable de rappeler d'une façon succincte sur quelles bases scientifiques la Frigothérapie repose.

Cette nouvelle branche de la thérapeutique est apparue d'une façon des plus intéressantes, en quelque sorte accidentelle, bien que les principes directeurs de la science contemporaine aient pu la faire prévoir.

Il était nécessaire de connaître quelques faits importants touchant aux lois de la radiation à basse température pour pouvoir préciser les nouvelles méthodes et les étayer sur des bases solides, irréfutables, pouvant être vérifiées dans tous les laboratoires de physique.

La Frigothérapie indique déjà par son nom l'idée générale quelle représente : l'art de guérir par le froid.

Le froid dont il est ici question se trouve être les très basses températures, c'est-à-dire des températures que les

LA FRIGOTHÉRAPIE

Ses origines — Son but et les résultats déjà obtenus.

INTRODUCTION

Au moment de présenter cette innovation importante dans l'art de guérir, il me paraît convenable de rappeler d'une façon succincte sur quelles bases scientifiques la Frigothérapie repose.

Cette nouvelle branche de la thérapeutique est apparue d'une façon des plus intéressantes, en quelque sorte accidentelle, bien que les principes directeurs de la science contemporaine aient pu la faire prévoir.

Il était nécessaire de connaître quelques faits importants touchant aux lois de la radiation à basse température pour pouvoir préciser les nouvelles méthodes et les étayer sur des bases solides, irréfutables, pouvant être vérifiées dans tous les laboratoires de physique.

La Frigothérapie indique déjà par son nom l'idée générale quelle représente : l'art de guérir par le froid.

Le froid dont il est ici question se trouve être les très basses températures, c'est-à-dire des températures que les appareils de physique seuls peuvent réaliser, températures comprises suivant les cas entre 80° et 200° degrés au-dessous de zéro.

Le simple énoncé de ce fait démontre que la Frigothérapie n'a pu prendre naissance avant qu'on ait construit des appareils et instruments permettant non seulement d'obtenir ces basses températures, mais encore d'expérimenter d'une façon utile avec cette région spéciale du thermomètre. Ces froids dépassent en effet de 60° à 100° les températures les plus basses constatées dans les régions polaires de notre globe.

C'est là le caractère distinctif de la Frigothérapie et qui la sépare nettement des traitements suivis jusqu'à ce jour dans l'hydrothérapie. Celle-ci utilise pour les soins à donner aux malades l'action spécifique des ablutions ou des immersions dans de l'eau plus ou moins froide.

Le mémoire que nous présentons aujourd'hui au lecteur se divise en deux parties, dont nous donnons ici la première, qui est purement scientifique.

La seconde, technique et commerciale, fait l'objet d'une étude séparée.

La première partie présente d'abord les éléments théoriques de cette étude et passe en revue les lois physiques sur lesquelles se base la Frigothérapie. Nous rappelons ensuite les faits accidentels qui nous ont amené à en dégager les principes directeurs.

Nous ne comptons pas décrire d'une façon complète les appareils en tant que machines susceptibles de produire de très grands froids, jusqu'à 200° au-dessous de zéro : ces appareils ont été plusieurs fois présentés au public dans des mémoires spéciaux dont nous avons donné la nomenclature bibliographique.

Nous croyons par contre utile d'insister sur les instruments spéciaux appelés *Puits frigorifiques*, appareils servant essentiellement aux expériences de rayonnement à basses températures, et dans lesquels on introduit les êtres vivants soumis à l'action des grands froids.

Ces appareils sont tout à fait nouveaux et demandent à être construits dans des conditions particulières; il est nécessaire que le lecteur puisse suivre toute la série des expériences sans risquer de se méprendre et sans se laisser aller à des confusions regrettables, comme cela a été souvent le cas.

Nous ajouterons à la description des Puits frigorifiques un exposé cursif des instruments de physiologie, de physique et de chimie qui servent à l'étude de la respiration, des gaz aspirés et rejetés au dehors, à la mesure de la température des patients, avant, pendant et après les expériences de Frigothérapie, enfin aux analyses d'urines, de façon à préciser très exactement l'influence générale de la radiation éprouvée par les êtres vivants dans les enceintes très refroidies.

Cette première partie du mémoire se terminera par l'exposé des expériences faites à ce jour sur les hommes et les animaux.

Nous relaterons avec soin toutes les expériences faites par MM. les Docteurs Cordes et Chossat, de Genève, expériences postérieures à celles faites au laboratoire de Berlin (1).

Nous donnerons les diagrammes de ces expériences, afin que l'on puisse constater de visu la remarquable rapidité des influences thermiques provoquées par la radiation à 110° ou 115° au-dessous de zéro. Le registre des expériences des docteurs de Genève est reproduit fidèlement.

Nous dégagerons enfin les conséquences qui découlent de cet ensemble de faits et permettent de classer les maladies

(1) Les expériences de Berlin ont été poursuivies de 1891 à 1896, avec le concours de quelques savants. Elles ont été malheureusement interrompues en mai 1896 par un incendie qui a détruit toutes nos notes personnelles et celles de nos assistants.

qu'ont peut traiter utilement dans le puits frigorifique.

Cette conclusion nous montrera qu'on peut sans erreur considérer la Frigothérapie comme un des moyens les plus actifs d'agir sur l'organisme humain et de rétablir certaines fonctions altérées, avec une rapidité parfois étonnante.

Dans la seconde partie, nous aborderons une question toute différente : laissant complètement de côté les vues théoriques et l'étude de la Frigothérapie en elle-même, nous passerons directement à la partie commerciale de son application en Europe.

Nous déterminerons d'abord quel est le coût d'une installation susceptible de permettre le traitement frigothérapique d'un certain nombre de malades dans les villes ou des cliniques seront établies.

Nous chiffrerons rigoureusement les prix des appareils, et cela d'autant plus facilement que l'exécution de tous les appareils a déjà été faite trois fois et que nous en connaissons les moindres détails.

Nous déterminerons le prix quotidien de la mise en œuvre de ces instruments : dépense en charbon, personnel, éclairage, assurance, amortissement, frais généraux, etc. Nous établirons pour ainsi dire le bilan commercial des dépenses nécessitées par le fonctionnement naturel et normal des appareils indispensables à une clinique de Frigothérapie bien organisée.

Cela fait, nous verrons combien de malades peuvent descendre par jour dans le puits frigorifique. Par les statistiques médicales des centres populeux, nous connaîtrons le nombre des malades affectés des maladies qu'on peut raisonnablement traiter par la nouvelle méthode.

Parmi ces malades, les uns sont riches, d'autres de fortune moyenne, d'autres enfin absolument indigents.

Il faut que la Frigothérapie bien organisée ne s'adresse pas uniquement à la classe riche, mais soit accessible à l'ensemble de la population d'une ville.

En tenant compte de ces divers éléments, on peut estimer les recettes probables des établissements de Frigothérapie.

Pour les pauvres et les indigents, il est certain que les services d'Assistance des différentes villes alloueront des subventions, comme cela se fait dans la plupart des cas semblables.

Nous verrons par les chiffres résultant de cette enquête dans quelles conditions doivent être établies les stations de Frigothérapie et quel est, dans une ville, le nombre d'habitants nécessaire pour assurer la rémunération normale du capital engagé pour un établissement.

Fort de ces résultats, nous pouvons proposer aux médecins et à ceux qui s'intéressent aux œuvres philanthropiques de s'associer à nous dans une entreprise dont les résultats peuvent être utiles pour la Société en général, en concourrant au développement des moyens prophylactiques contre les maladies qui assiègent notre pauvre humanité.

Cette étude n'est qu'un résumé très succinct d'une question qui demanderait de plus grands développements.

Nous voulons simplement aujourd'hui attirer, sur cette innovation, l'attention du corps médical et de tous ceux qui s'intéressent au progrès, dans le sens le plus élevé du mot.

Nous sollicitons l'indulgence et la bienveillante sympathie du lecteur.

N.-B. — La seconde partie de ce mémoire paraîtra prochainement en livraison séparée.

PREMIÈRE PARTIE

LA FRIGOTHÉRAPIE

au point de vue scientifique

Ainsi que nous l'avons dit dans l'introduction, nous désirons exposer ici les principes scientifiques qui ont servi de base à la théorie actuelle de la Frigothérapie.

En rappelant les observations fortuites qui ont été faites dans notre laboratoire, et en les rapprochant des lois physiques connues, nous dégagerons aisément tout ce que la théorie moderne nous enseigne sur le *modus operandi* du rayonnement à basse température et son action sur les êtres vivants.

Nous procéderons par ordre en étudiant d'abord les lois du rayonnement de l'éther aux basses températures, d'où la Frigothérapie dérive et qui l'expliquent.

Passant ensuite à la partie expérimentale, nous rapporterons les expériences faites par nous, d'abord dans notre laboratoire de Berlin, puis à notre Pavillon de l'Exposition nationale Suisse de Genève, en 1896.

Nous en déduirons ensuite les conclusions au point de vue du développement du nouveau mode de traitement et des immenses services qu'il est appelé à rendre en thérapeutique.

CHAPITRE PREMIER

LE RAYONNEMENT DE L'ÉTHER A DIFFÉRENTES TEMPÉRATURES

Qu'est-ce que le rayonnement de l'éther? Comment peut-on se le figurer? Quel peut être le rayonnement d'un corps à 100° ou 200° au-dessous de zéro?

Pour répondre à ces questions, nous sommes forcément obligé de chercher des comparaisons dans les chapitres de la physique mieux connus que ceux de la *chaleur obscure*, et nous prendrons nos comparaisons dans la *lumière*.

On sait qu'un corps placé dans l'obscurité et progressivement chauffé, soit par un courant électrique, soit par tout autre moyen, n'émet des radiations sensibles à l'œil qu'à partir de 450° à 500° centigrades.

Jusque-là, un observateur placé auprès du corps expérimenté éprouve sur la main un certain rayonnement qui se traduit par la sensation de chaleur.

Cette chaleur augmente progressivement avec l'intensité de la source calorifique, mais l'œil ne distingue encore rien. Ce n'est que vers 450° à 500° que la couleur rouge sombre commence à apparaître.

Au fur et à mesure que l'on continue à élever la température l'éclat du corps va constamment en augmentant : le rouge s'éclaircit progressivement et se rapproche de plus en plus du blanc éclatant.

Supposons par exemple qu'au moyen de deux conducteurs nous fassions passer un fort courant électrique au travers d'une tige d'acier : cette tige, s'échauffant sous l'action du courant, nous donnera, après la teinte rouge, l'apparence d'une barre de feu dont l'éclat deviendra bientôt si brillant que notre œil aura peine à le supporter, puis l'acier lui-même fondra en se partageant en une myriade d'étincelles éblouissantes.

Pendant l'élévation de température, on peut se servir d'un prisme pour observer la nature des rayons lumineux qui sont émis par ce corps chauffé peu à peu. On voit ainsi qu'aux environs de 500° le spectre obtenu par la décomposition des rayons lumineux n'est visible que dans le rouge.

Au fur et à mesure que la température s'élève, le spectre s'enrichit de couleurs nouvelles et s'augmente dans la direction des rayons plus réfrangibles que le rouge. Ces rayons font leur apparition en déposant sur l'écran toutes les couleurs du spectre solaire.

Durant cette période ascendante de la température au-dessus de 500°, et tandis qu'apparaissent ces différentes couleurs, on s'aperçoit également que le rouge augmente d'intensité d'une façon progressive et continue.

Au moment où le violet est perceptible, le rouge est sensiblement plus brillant qu'au début de l'expérience et s'étale sur une partie plus étendue du spectre, indiquant ainsi que sa radiation est plus nette et plus précise qu'à l'origine.

Il en est de même du jaune, du vert et du bleu : toutes ces couleurs augmentent d'intensité et de netteté à mesure que le corps s'approche du maximum de température qu'il peut supporter avant de se fondre et de se volatiliser.

Si l'on examine le spectre non seulement au point de vue optique, mais dans l'infrà-rouge, au moyen des différentes méthodes dont la science dispose depuis quelques années : la photographie, la fluorescence, le courant des piles thermo-électriques, et surtout les polarimètres, instruments si sensibles, on constate que le spectre infrà-rouge est non moins riche que le spectre lumineux et qu'il a augmenté d'intensité en même temps que le spectre lumineux augmentait d'énergie dans ses radiations visibles à l'œil.

Où s'arrête le spectre infrà-rouge? Quelle est sa limite naturelle?

Jusqu'ici nous n'avons aucune donnée spéciale pour limiter la température correspondant à l'origine du spectre infrà-rouge. D'autre part, toutes les raisons adoptées aujourd'hui dans la conception que nous nous faisons du rayonnement, soit du transport de *l'énergie* par les mouvements oscillatoires de l'éther nous prouvent que le rayonnement commence à la première manifestation des phénomènes calorifiques, soit au zéro absolu de température.

Les observations nombreuses faites au moyen des gaz comprimés sur les tensions maxima des liquides volatils et sur la conductibilité des métaux concordent toutes et font admettre que ce zéro absolu des températures est très voisin de 273° au-dessous du zéro (centigrade).

Si l'on considère les mouvements vibratoires des particules constituantes des corps comme l'expression mécanique des phénomènes calorifiques, on est conduit à imaginer un corps à 273° au-dessous de zéro comme ramené à une tranquillité parfaite, les molécules de ce corps étant toutes au repos absolu et sans aucun mouvement actuel.

Il ne saurait dans ces conditions y avoir aucun rayonnement, puisque le rayonnement partirait alors d'un corps absolument inerte, ce qui n'est pas possible.

Par contre, dès qu'on introduit dans ce corps ainsi refroidi, soit par un choc, soit autrement, une certaine quantité d'énergie, on déplace ses molécules constitutives de leur position d'équilibre et on détermine ainsi les oscillations calorifiques, dont l'amplitude varie avec l'élévation de la température.

Il résulte de la conception des phénomènes calorifiques ainsi envisagés, que la température des corps se trouve associée intimement à la longueur de l'oscillation calorifique, c'est-à-dire à sa période.

Plus l'oscillation est lente et par ce fait longue, plus le corps est à température basse; plus l'oscillation est rapide, c'est-à-dire courte, plus la température est élevée.

Le spectre calorifique d'un corps contient donc un résumé de toutes les oscillations quelconques qui partent du zéro absolu des températures jusqu'à la température actuelle de ce corps.

Les oscillations à très basses températures n'ont jamais été observées directement par les instruments, tandis qu'on a assez bien étudié les oscillations correspondant aux températures comprises entre 150° au-dessus de zéro et la température solaire, point culminant de l'échelle des températures.

Les dernières recherches faites sur les longueurs d'onde, nous montrent que pour ces températures elles sont déjà supérieures à un quarantième de millimètre (cette longueur correspond en effet à 200° de chaud).

La longueur d'onde du rouge est d'environ 800 microns, tandis que le violet et surtout l'ultra-violet présentent des périodes de 400 microns seulement. Certaines oscillations de l'ultra-violet tombent même à environ 250 microns.

La vitesse avec laquelle décroissent les périodes est plus rapide que l'augmentation de température.

Les oscillations calorifiques, dont nous venons d'examiner les conditions essentielles, transportent l'énergie d'un point à un autre par le mouvement de l'éther, qui se déplace avec la fabuleuse rapidité de trois cent mille kilomètres par seconde.

Le mouvement de l'éther peut donc faire passer d'un

point à un autre de l'espace des quantités d'énergie proportionnelles aux masses mises en mouvement.

Le transport de l'énergie par les oscillations de l'éther détermine une déperdition selon la façon dont cette énergie traverse le milieu.

Il s'opère ainsi une sélection pour un faisceau lumineux qui, entrant sous forme de lumière blanche, pénètre dans l'atmosphère, s'y modifie par certaines conditions et paraît à notre regard, avec un aspect tout autrement coloré.

Nous en avons souvent un radieux exemple au moment du coucher du soleil sur les Alpes.

La lumière du soleil contient, comme nous le savons, toutes les couleurs du spectre, mais les oscillations courtes, à période rapide, qui produisent dans notre œil l'impression du violet et du bleu, sont plus arrêtées par les poussières de l'atmosphère que les oscillations rouges beaucoup plus amples et plus lentes. Aussi ces dernières traversent-elles aisément la couche atmosphérique et se séparent-elles du bleu, notamment, retenu par les poussières et les corps microscopiques en suspension dans l'air.

Ce résultat, c'est « l'Alpenglüh'n », un des plus merveilleux phénomènes qu'il soit donné de contempler dans les pays montagneux.

Les périodes lentes d'oscillations donnent naissance à des rayons se laissant moins absorber par les corps étrangers que les rayons provenant de périodes rapides.

On observe un fait analogue sur une surface unie d'eau où flottent des corps de différentes dimensions, poutres, petits morceaux de bois, feuilles mortes, sciure de bois, poussière, etc. Vient-on à faire tomber au milieu de corps flottants de cette nature, une grosse pierre qui produit une vague de grande dimension, on voit cette vague soulever, sans s'y arrêter, tous les corps flottants à la surface de l'eau et n'être pas ou presque pas influencée par ces corps qui semblent rester inactifs dans le phénomène.

Provoque-t-on, au contraire par un appareil quelconque une trépidation brusque et de faible amplitude, au lieu de la grande vague causée par la pierre, le mouvement de l'eau s'arrête à la masse d'objets flottants, ne peut la traverser et ne se manifeste plus du tout au-delà de ces objets. Ici encore, les oscillations lentes et longues ont été moins absorbées que les oscillations courtes et rapides.

Grâce à l'observation de ces faits généraux, on pouvait logiquement s'attendre à une équivalence dans les oscillations calorifiques.

Les ondes correspondant aux températures très basses et ayant par cela même une longueur plus grande, soit une lenteur marquée, devraient être sensiblement moins absorbées par les corps mauvais conducteurs de la chaleur que les radiations correspondant aux températures moins basses.

Nous en sommes ici aux indications et point aux preuves; nous présentons une hypothèse qui demande à être vérifiée par les faits.

Jusqu'à ces dernières années, les laboratoires étant complètement dépourvus d'appareils permettant d'obtenir les très basses températures, ces questions sont restées à l'état platonique, sans recevoir aucune réponse expérimentale. Ce chapitre de physique n'était pas même ébauché.

Les observations générales que nous venons d'indiquer avaient à peine effleuré la pensée des physiciens. Nous avons tenu à les mettre en évidence parce qu'elles se sont nettement définies pour nous à la suite des réflexions qui nous furent suscitées en présence de deux faits extrêmement intéressants et qu'il nous a été donné d'observer accidentellement.

Le premier de ces faits remonte à 1890, au moment où j'établissais dans mon laboratoire de Berlin les premiers appareils susceptibles de fournir des températures de 100° à 200° au-dessous de zéro, d'une façon constante et facile.

J'ai voulu me rendre compte de la manière dont on devait les envelopper pour éviter le plus possible la radiation calorifique qui, luttant contre l'abaissement de température obtenu par les machines, rendait le travail de ces dernières plus onéreux.

J'ai décrit toutes ces expériences dans les « Archives des Sciences Physiques et Naturelles » de Septembre 1894, et je n'en rappellerai ici que les résultats essentiels.

Après avoir refroidi les appareils à des températures variant entre 50°, 100°, 150° et 200° au-dessous de zéro, j'ai laissé ces appareils se réchauffer spontanément dans l'enceinte du laboratoire après les avoir recouverts d'enveloppes protectrices à épaisseur variable suivant les expériences.

Il est résulté de ces expériences que la vitesse avec laquelle les appareils se réchauffent est à peu près constante et indépendante de l'épaisseur de ces enveloppes, *lorsque la température est extrêmement basse, — au-dessous de 100° de froid.*

Nous reproduisons textuellement les conclusions de notre mémoire, la rapidité du réchauffement étant représentée par des courbes de la façon suivante : (1)

1° De — 165 à — 100° toutes ces courbes se superposent sans qu'on puisse distinguer entre elles d'autre intervalle qu'un empâtement du trait qui les représente toutes.

2° De — 100 à — 70° on commence à distinguer un retard de réchauffement pour les surfaces protégées, mais l'action protectrice des enveloppes n'est nullement proportionnelle à leur épaisseur.

Il semble que les 10 centimètres de coton déposés sur le réfrigérant protègent autant que les 40 centimètres qui s'y ajoutent à la courbe n° 5.

3° Toutes les courbes sans exception indiquent qu'aux

(1) Voir page 18.

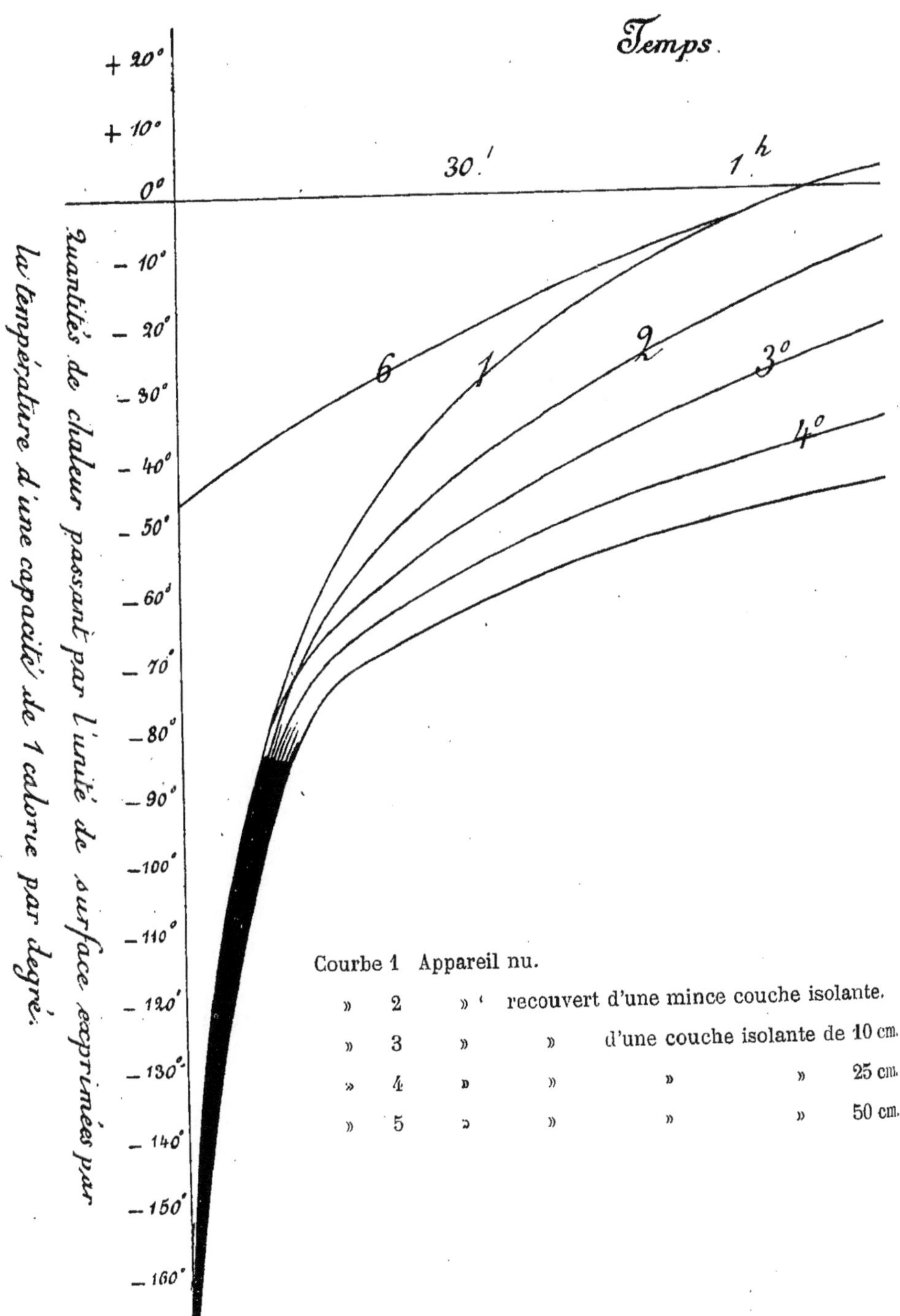
Temps
30.'
1.h
+ 20°
+ 10°
0°
− 10°
− 20°
− 30°
− 40°
− 50°
− 60°
− 70°
− 80°
− 90°
−100°
−110°
− 120°
− 130°
− 140°
− 150°
− 160°
− 170°
6
1
2
3°
4°
Quantités de chaleur passant par l'unité de surface exprimées par la température d'une capacité de 1 calorie par degré.
Courbe 1 Appareil nu.
» 2 » recouvert d'une mince couche isolante.
» 3 » » d'une couche isolante de 10 cm.
» 4 » » » » 25 cm.
» 5 » » » » 50 cm.

basses températures, l'afflux de chaleur est très supérieur à la courbe théorique de Newton. Cette dernière étant le résultat de l'extrapolation des observations faites au-dessus de 0° reste partout très écartée des cinq courbes tracées représentant les observations directes.

4° Le coefficient angulaire des cinq courbes de — 160° à — 80° est très considérable, car la courbe monte avec une brusquerie évidente. Vers — 80° la courbe s'infléchit assez subitement et tend à devenir parallèle à la courbe de Newton sans toutefois lui être jamais comparable.

5° Entre — 50° et — 20° les courbes se séparent très nettement les unes des autres.

6° Entre — 20° et — 10° les courbes sont le plus séparées les unes des autres et l'effet des parois protectrices semble devenir de plus en plus proportionnel à l'épaisseur des enveloppes protectrices.

7° Des expériences analogues faites avec de la laine, du bois, de la bourre de soie, etc., ont très légèrement modifié les paramètres absolus de ces courbes, mais seulement dans leurs parties comprises entre — 70° et 0°.

8° De — 165° à — 70° aucune différence appréciable n'a été signalée, quelle que soit la nature des parois protectrices employées, laine, coton, liège pilé, sable fin, sciure de bois, charbon en poudre, craie, cellulose, verre filé, paille, tourbe, herbe sèche, etc., etc.

Cette première série d'expériences, est le résultat précis d'une méthode d'observation qui m'a conduit à cette première démonstration tout à fait inattendue, à savoir qu'aux basses températures le rayonnement traverse à peu près toutes les substances mauvaises conductrices comme si elles n'existaient pas.

J'ai connu cette loi pendant près d'un an sans être nullement dirigé vers la Frigothérapie.

J'ai été conduit directement vers ce sujet par une expérience tout à fait bizarre concernant la congélation du chloroforme.

Le fait est si exceptionnel, on peut même dire si rare dans l'histoire médicale que je pense nécessaire de relater ici avec soin l'expérience capitale à laquelle je fais allusion.

Voici le fait : j'ai deux réfrigérants côte à côte dans mon laboratoire, l'un de volume moyen, ayant environ 2 1/2 litres de capacité, l'autre très sensiblement plus grand, car il a 18 centimètres de diamètre et 1m30 de hauteur et a une capacité intérieure de plus de 32 litres.

Le petit réfrigérant se prête d'autant mieux à toutes les expériences qu'il fonctionne au protoxyde d'azote et permet les observations jusqu'à — 160° ou — 165°.

J'ai donc commencé par expérimenter dans ce petit réfrigérant sur le chloroforme de la façon suivante :

Je remplis une éprouvette en verre de 8 centimètres de diamètre et de 30 centimètres de hauteur avec du chloroforme du commerce. On peut y introduire 2 kilogrammes de chloroforme environ.

Un thermomètre à éther sulfurique à longue tige est noyé dans le milieu de l'éprouvette; il est tenu par un large bouchon qui ferme l'éprouvette dans le haut, afin d'empêcher la condensation de l'humidité de l'air sur la surface libre du chloroforme.

L'éprouvette pleine de chloroforme et le thermomètre sont descendus dans le réfrigérant dont la température est maintenue à près de — 120°, — 125°.

On constate d'abord un épais brouillard qui opalise le chloroforme lorsque le thermomètre marque — 40° à — 60°. On filtre le chloroforme et on continue l'opération. Au bout de quelque temps on voit le thermomètre s'arrêter à — 68°,5 et les cristaux de chloroforme très transparents se former contre les parois de l'éprouvette.

Lorsque les trois quarts du chloroforme sont cristallisés

la température est descendue jusque vers — 69° à — 69°,5 tandis que celle de l'enveloppe est restée stationnaire à — 125° grâce au fonctionnement des compresseurs et à l'alimentation régulière du protoxyde d'azote. L'opération ainsi conduite permet de décanter et d'obtenir une masse de chloroforme chimiquement pur.

Il suffit, en effet, de laisser fondre les cristaux de chloroforme déposés contre les parois de l'éprouvette, après avoir vidé les eaux mères qui retiennent les impuretés.

C'est avec ce chloroforme que nous avons fait toutes les premières expériences de narcose dans les cliniques de Berlin.

Les médecins et chirurgiens se sont montrés si satisfaits de ce produit que nous avons dû obtenir en grand la fabrication de cet anesthésique pur.

Au lieu de remplir le petit appareil, j'employai le grand qui ne devait servir qu'à la fabrication industrielle.

Cet appareil fonctionne avec le premier cycle et peut aisément atteindre en travail — 96° à — 100°. Si d'autres réfrigérants du laboratoire sont en activité au même instant, la température normale est — 79° à — 81°.

Ayant cristallisé pendant plus de trois mois consécutivement du chloroforme à la température de — 68°,5 et — 69° lus dans le chloroforme liquide du centre de l'éprouvette, j'étais bien sûr d'avance de la cristallisation à — 79° et — 81° dans le grand réfrigérant. Cette sorte d'assurance est telle, pour toute personne qui s'occupe de physique, qu'on peut émettre pareille affirmation avec une conviction totale, sans croire en rien outrepasser les méthodes scientifiques en cours.

Je remplis donc le grand réfrigérant, je mis en fonctionnement les compresseurs et j'opérai la filtration à — 50°.

Le chloroforme fut remis dans l'appareil après cette opération et je constatai l'abaissement de la température jusqu'à — 81° sans aucune trace de cristallisation contre les parois du réfrigérant.

J'eus alors l'idée que le chloroforme était en surfusion, ce qui se produit assez fréquemment avec les liquides cristallisables.

Pour m'en assurer je fis fonctionner le petit réfrigérant, j'obtins des cristaux de chloroforme à — 68°,5 et je les jetai dans le grand réfrigérant plein du même chloroforme; à ma stupéfaction les cristaux fondirent! ils disparurent en peu de temps dans la capsule de verre où je les avais placés, noyés dans le chloroforme à — 81°.

Je vidai le grand réfrigérant, je pensai que quelque impureté était tombée dans le chloroforme, qu'une dose anormale d'alcool avait pu être ajoutée à ce produit; je passai en revue toutes les causes particulières qui pouvaient altérer la loi si connue de la cristallisation.

Je refis une seconde expérience: je repris du chloroforme neuf d'un envoi qui venait d'arriver de la fabrique de Mannheim.

Après avoir nettoyé à fond le grand réfrigérant, je le remplis à nouveau avec le chloroforme et au même moment je remplis l'éprouvette qui devait fonctionner dans le petit réfrigérant.

J'abaissai la température des deux appareils simultanément. Au petit réfrigérant le thermomètre indique dans le chloroforme liquide — 68°,5 lorsque je vois les premiers cristaux se former contre les parois de l'éprouvette; dans le grand appareil le chloroforme s'abaisse à — 81° sans cristallisation visible! Je plonge alternativement *le même thermomètre* dans l'éprouvette du deuxième cycle et dans le grand appareil et ce même instrument indique — 68°,5 dans l'éprouvette où les cristaux se forment et — 81° dans le chloroforme du grand appareil où aucune cristatlisation ne s'opère!

Enfin, n'y comprenant plus rien, hésitant, ne sachant

plus où j'en étais devant des faits si déconcertants, je finis par sortir du petit appareil l'éprouvette avec tout son contenu, chloroforme en cristaux, formés contre la paroi, chloroforme liquide au centre et le thermomètre baigné dans le chloroforme liquide indiquant — 68°,5, je plongeai le tout dans le chloroforme liquide, remplissant le grand appareil et indiquant — 81°. Presque immédiatement je constatai que le thermomètre marquait des températures de plus en plus basses allant de — 68°,5 à — 81° tandis que les cristaux disparaissaient à vue d'œil et fondaient bientôt en totalité!

Toutes les expériences analogues plusieurs fois répétées, me donnèrent les mêmes résultats!

Avant de donner une première explication de ces phénomènes si bizarres, je vais narrer encore une observation très importante qui m'a mis sur la voie de l'interprétation de ces faits.

Ayant rempli l'éprouvette de chloroforme cristalisé jusqu'au point où le réservoir du thermomètre avait juste la place de se mouvoir encore dans le liquide, j'ai porté l'éprouvette et son contenu dans la balance pour une mesure de poids,

Qu'elle ne fut pas ma surprise en voyant le thermomètre monter à — 48° dans le sein du chloroforme liquide, noyant de toutes parts les cristaux solides du même corps!

La même éprouvette fut placée au soleil et le thermomètre s'éleva très rapidement à — 34°.

Reporté à l'ombre et agité, le chloroforme liquide indique de nouveau — 48 à — 51°.

Cette même éprouvette est introduite dans le réfrigérant du premier cycle qui fonctionne à — 50° et le thermomètre du centre marque très vite — 77°!

Tels sont les faits les plus saillants qu'il faut chercher à expliquer d'une façon rationnelle afin d'en dégager les lois générales.

De nombreuses vérifications expérimentales doivent venir confirmer les hypothèses émises pour l'interprétation logique de cet ensemble de phénomènes.

EXPLICATION DES ANOMALIES DE CRISTALLISATION DU CHLOROFORME

Les anomalies si curieuses observées pendant la cristallisation du chloroforme peuvent se ramener maintenant aux lois ordinaires et ne plus constituer de paradoxe si étrange, tel qu'il apparaît au début de ces observations.

Il faut se rappeler avec soin les conditions de ces expériences, car les moindres détails ont ici une importance extrême.

Nous avons d'abord constaté la cristallisation rapide du chloroforme dans un réfrigérant de petite dimension dont les enveloppes réfrigérantes étaient à — 120°, — 125°. Pendant cette cristallisation, le thermomètre, placé au centre de l'éprouvette dans le chloroforme liquide, indiquait — 68°.5 à — 69°.

Qu'est-ce que la cristallisation?

C'est la chute physique de deux ou plusieurs molécules liquides, indépendantes, qui se soudent en tombant les unes sur les autres, pour former un tout solidaire qui constitue le cristal.

L'énergie actuelle qui résulte de la transformation du potentiel physique en mouvement est ce qu'on appelle la chaleur latente de cristallisation

Nous savons que la chute de chaque molécule ne se fera pas dans des conditions identiques pour toutes et à chaque instant.

Les unes, en tombant, s'échaufferont suffisamment pour provoquer une onde calorifique de rayonnement très forte; d'autres molécules, touchant un point déjà plus refroidi par le rayonnement, émettront des ondes calorifiques moins intenses.

Une moyenne de température de cristallisation s'établira, et si nous disons : une moyenne, c'est que nous admettons, par ce fait, l'existence de points de cristallisation à température plus élevée, cristallisation commençante, et de points à température plus basse, cristallisation finie.

Cette température moyenne est limitée dans une direction, par les vibrations intermoléculaires très courtes, et dans l'autre, par la zone des vibrations n'ayant plus l'énergie nécessaire pour fondre le cristal.

Que deviennent les ondes calorifiques, dues à la chute des molécules les unes sur les autres pendant la cristallisation ? Elles partent dans toutes les directions, prenant chaque centre de cristallisation comme centre d'une onde sphérique rayonnant dans l'espace environnant. Cet espace peut être diathermane ou adiathermane pour la chaleur obscure.

Voyons dans le cas présent par quoi cet espace est rempli.

Nous avons une éprouvette de verre recouverte à l'intérieur d'une couche de cristaux de chloroforme.

Prenons sur cette surface un point quelconque où s'accomplit à l'instant actuel la formation d'un cristal élémentaire.

En menant par ce point une tangente au cylindre intérieur, nous voyons que l'onde calorifique rayonnante est coupée en deux parties égales : une demi-sphère d'onde se propage dans le cristal formé, l'autre est lancée dans le liquide.

Étudions les deux alternatives successivement : si le cristal et le liquide sont tous deux adiathermanes, ou faiblement diathermanes, le rayonnement dû à cette cristallisation va pénétrer dans le cristal où il est absorbé presque immédiatement.

Ce n'est que par conductibilité que cette chaleur pourra passer lentement au travers du cristal pour gagner l'extérieur plus refroidi.

Donc la température du cristal, chauffé lui-même à sa partie intérieure par un afflux constant de chaleur, prendra, à la surface intérieure dirigée du côté du centre de l'éprouvette où il se forme, la température limite supérieure de sa constitution.

Le liquide générateur du cristal reçoit aussi de la chaleur rayonnante par la surface qui touche le cristal en voie de formation.

Les premières couches en contact avec le cristal absorbent le rayonnement calorifique au moment même de la cristallisation et transforment la chaleur latente en chaleur actuelle. Ce rayonnement est obligatoirement enlevé par la conductibilité calorifique du cristal qui vient de se former, sans quoi la température du liquide, s'élevant de ce fait au-dessus de la température limite de cristallisation, la chaleur produite annulerait d'elle-même l'effet obtenu et fondrait le cristal en paralysant la continuation du phénomène.

Ainsi, dans ce cas, le cristal produit à chaque instant doit se laisser traverser par conductibilité par la totalité de la chaleur produite en raison de la chute moléculaire des éléments liquides se transformant en corps solide et abandonnant d'une façon sensible et actuelle la chaleur latente de cristallisation.

A cause de l'adiathermanéité des cristaux et du liquide, toute la chaleur produite est transformée, presque au contact des parois, en chaleur actuelle et s'élimine pendant que le liquide non congelé conserve la température limite compatible avec le phénomène de cristallisation.

Telle est l'explication rationnelle de la fixité du zéro dans la congélation de l'eau, quelle que soit la température basse qui entoure une éprouvette d'eau qui se congèle.

Il est à remarquer que dans l'hypothèse où nous nous sommes placé pour étudier la cristallisation des liquides adiathermanes, la vitesse de cristallisation seule varie avec l'abaissement de la température de l'enceinte. Le point zéro pour l'eau et le point de congélation des liquides autres que l'eau restent fixes, constants, pendant toute la durée du phénomène jusqu'à l'épuisement de la dernière goutte du liquide.

Nous allons constater, en passant à la seconde hypothèse, des différences profondes avec l'allure de la cristallisation que nous venons de décrire.

Prenons un liquide qui soit diathermane pour la chaleur obscure, ainsi que ses cristaux ; nous en remplissons une éprouvette que nous plaçons dans une enceinte froide et maintenue à une température inférieure au point de cristallisation.

L'écart de température entre le point de cristallisation de ce liquide et celle de l'enceinte environnant l'éprouvette va jouer ici un rôle systématique qu'il importe de bien préciser, car c'est un fait original et nouveau en physique expérimentale, qui n'a pu être étudié que par l'étude répétée de l'action des grands froids sur certains liquides. Ces phénomènes ont été la cause, dans une première série de travaux, de grosses erreurs numériques sur les températures, erreurs dont nous avons été victimes, erreurs qui nous ont paru un casse-tête pendant plusieurs mois de recherches et que nous n'avons pu éliminer qu'en mettant au clair la vraie loi qui commande à tout cet ensemble de faits.

Nous insistons tout particulièrement sur ce sujet, car nous le trouvons le plus nouveau dans le domaine des basses températures, et le plus riche en conséquences curieuses et en applications inattendues dans les recherches biologiques.

Assistons comme précédemment à la naissance d'un

cristal : les molécules liquides indépendantes chutent l'une sur l'autre et diminuent l'amplitude de leurs oscillations de chute au prorata des pertes d'énergie qu'elles éprouvent.

Ces pertes ici sont de deux espèces :

1° Les particules solides qui font corps avec l'éprouvette et qui sont la base du cristal en formation, reçoivent *des chocs* par la chute des particules élémentaires qui tendent à augmenter ce cristal par l'apport de couches nouvelles. Ces chocs se transmettent dans l'intérieur par ébranlement direct et représentent la quantité d'énergie ou de chaleur perdue par conductibilité.

Cette transformation d'énergie du dedans au dehors se fera proportionnellement à l'écart de température entre le cristal en formation et l'enceinte extérieure froide.

2° Au même moment, les ondes calorifiques rayonnantes s'échapperont de chaque cristal élémentaire et iront porter au dehors de ce point, avec une vitesse de 300.000 kilomètres par seconde, une partie de la chaleur produite. Cette chaleur rayonnante ne se transformera plus en chaleur actuelle comme précédemment puisque, par hypothèse, les cristaux sont diathermanes.

Cette chaleur de rayonnement ira directement dans l'enceinte froide où elle sera absorbée.

La demi-sphère de l'onde calorifique orientée dans la direction des cristaux normalement à la tangente à l'éprouvette, se propage donc par deux chemins très différents : une partie traverse lentement les parois par conductibilité, l'autre partie traverse instantanément les couches formées.

L'autre demi-sphère de l'onde calorifique est dirigée vers le centre de l'éprouvette; cette onde traverse le liquide sans se transformer immédiatement en chaleur actuelle; le liquide n'étant pas absolument diathermane, cette transformation s'exécutera le long du rayon calorifique et progressivement.

Toute la masse du liquide sera ainsi chauffée par l'action combinée des radiations calorifiques qui partent de tous les points de la circonférence de l'éprouvette; la chaleur ainsi obtenue sera l'écho de toutes les longueurs d'onde provoquées par la chute des molécules liquides les unes sur les autres pendant la cristallisation.

Cette source constante de chaleur, traversant le liquide et s'y transformant progressivement en chaleur actuelle, élève la température du liquide jusqu'à une certaine valeur qui se limite automatiquement.

Lorsque les apports de chaleur sont égaux aux pertes, la température est constante.

Or, d'une part, plus la cristallisation est rapide, intense, plus l'apport des ondes calorifiques dans le liquide est considérable ; d'autre part, pour augmenter la rapidité de la cristallisation il faut abaisser la température de l'enceinte.

Nous voici donc au premier stade : à une augmentation dans l'écart de température entre l'enceinte et le liquide, correspondra immédiatement une augmentation dans la quantité de chaleur reçue par le liquide et partiellement transformée en élévation de température.

Nous pouvons déjà en conclure que pour élever la température du liquide non congelé au centre de l'éprouvette, il faut abaisser la température de l'enceinte très au-dessous du point de cristallisation.

Mais le liquide et ses diverses molécules émettent aussi pour leur propre compte des vibrations calorifiques sous forme d'ondes de l'éther; ces ondes se transforment partiellement à leur tour en chaleur actuelle dans les cristaux et continuent leur route, pour l'excédent, jusque dans l'enceinte froide, puisque les corps envisagés sont plus ou moins diathermanes.

Donc à un plus grand abaissement de température de

l'enceinte correspondra un rayonnement plus intense des molécules liquides.

Ajoutons à ces considérations les suivantes :

Le pouvoir émissif des corps étant égal au pouvoir absorbant pour une même espèce d'onde, plus le pouvoir diathermane du liquide augmentera plus le rayonnement de chaque molécule liquide diminuera.

Ainsi nous devons nous attendre à voir apparaître les phénomènes dans l'ordre suivant :

On prend un liquide diathermane pour la chaleur observée et on y plonge un thermomètre ; on place le tout dans une enceinte ayant la même température que le liquide, puis on refroidit lentement mais progressivement l'enceinte en abaissant la température sans brusquerie, de telle sorte que tous les équilibres thermiques puissent s'établir.

1re phase. La température de l'enceinte baisse et le thermomètre plongé dans le liquide, au sein de l'éprouvette, la suit à une très légère distance due à la nécessité où l'on est de soutirer de la chaleur.

Plus on va lentement, plus cet écart de température est petit.

Cette première phase se limite nettement au point de cristallisation, où les deux thermomètres, l'un dans l'enceinte, l'autre dans le liquide, doivent marquer identiquement la même température si l'on opère doucement.

2e phase. On continue à abaisser la température de l'enceinte ; alors la cristallisation s'accentue, l'afflux de chaleur arrive dans le liquide non congelé et l'on doit constater une légère augmentation dans la température de ce liquide.

La fin de cette 2e phase se trouve au point où, pour une petite différence de température de l'enceinte, l'augmentation d'apport de chaleur, suite de l'augmentation de la rapidité de la cristallisation, est compensée par une augmentation égale de perte par le rayonnement du liquide lui-même.

3e phase. La troisième phase peut être très variable suivant les propriétés physiques des liquides étudiés :

Ou bien, à un abaissement plus grand de l'enceinte extérieure, c'est le rayonnement du liquide qui l'emporte, ou bien c'est l'afflux de chaleur dû à la cristallisation.

On peut donc s'attendre à voir le thermomètre baigné dans le liquide, monter, ou descendre, ou rester stationnaire.

Pendant ces trois phases, un thermomètre placé au contact même des cristaux qui se forment indiquerait toujours la température exacte du point de cristallisation.

A partir de ce point de séparation entre le liquide et le cristal, le même thermomètre promené dans les couches successives des cristaux formés en se rapprochant de l'enceinte, marquerait des températures de plus en plus basses, et, au contraire, des températures plus élevées dans le liquide.

Le pouvoir d'enlèvement de la chaleur latente de cristallisation croît donc de plus en plus avec la diathermanéité des corps et autorise un écart très marqué entre la température du liquide et le point de congélation toujours maintenu sur la surface même du cristal en contact avec son liquide.

Nous savons maintenant assez exactement ce qui va se passer dans le chloroforme refroidi dans une enceinte à — 83°. Voici les trois phases successives :

1re phase. Nous abaissons progressivement la température de l'enceinte de la température ambiante à — 83°. Aucun cristal ne se forme et les deux thermomètres de l'enceinte et du chloroforme marchent ensemble.

2e phase. Nous abaissons la température de l'enceinte

de — 83° à — 140°, la température du chloroforme liquide monte progressivement de — 83° à — 67° et — 66°.

3e phase. Nous constatons que la température atteint assez rapidement — 69° pour se maintenir à ce point d'une façon presque constante. Elle est déjà de — 70° lorsque la température de l'enceinte est — 92°.

Elle ne s'élève que de 3° à 4° pendant que celle de l'enceinte s'abaisse de — 92° à — 140°.

Tous ces faits, directement observés, confirment la loi que nous avons exposée précédemment et démontrent que le chloroforme, comme du reste tous les corps, devient de plus en plus diathermane lorsque sa température s'abaisse notablement au-dessous de — 70°.

En mettant l'éprouvette contenant du chloroforme cristallisé et du chloroforme liquide, ce dernier indiquant — 68° 5, dans le réfrigérant du 1er cycle maintenu à — 81°, on conçoit de suite ce qui se passe. La cristallisation s'arrête, la température s'abaisse à — 81° et les cristaux formés fondent en hâtant l'abaissement de température du chloroforme liquide.

C'est exactement ce qui a eu lieu d'une façon absolument régulière, comme nous l'avons dit en exposant *les faits.*

En répétant les mêmes expériences avec des liquides autres que le chloroforme, mais cristallisant à basse température, nous devions nous attendre aux mêmes anomalies. Elles se sont effectivement présentées d'elles-mêmes, avant que nous eussions l'explication théorique que nous venons de donner.

L'alcool et l'eau, l'acide sulfurique, l'acide chlorhydrique certaines essences, les pétroles, etc., etc., tous ces liquides nous ont donné les mêmes anomalies apparentes et nous ont amené à inscrire des erreurs numériques assez graves sur nos carnets d'expériences.

Ce sont ces écarts si forts, si constants et si intermittents tout à la fois, suivant les conditions d'expérimentation, qui nous ont conduit peu à peu à en chercher la cause pour les éliminer tout à fait.

Voici le procédé expérimental à suivre pour se mettre à l'abri de tous ces accidents, c'est-à-dire de toutes les indications fausses des points de cristallisation des liquides aux basses températures :

On commence par refroidir le liquide dans l'enceinte en opérant doucement, sans brusquerie :

On agite le liquide avec une baguette de verre ou de métal non attaquable, jusqu'à la formation des premiers cristaux, soit contre les parois de l'éprouvette, soit dans la masse même du liquide, s'il y a eu surfusion :

On inscrit la température lue sur le thermomètre au moment de l'apparition de ces premiers cristaux, en ayant soin de ralentir beaucoup l'action réfrigérante des appareils et en laissant même remonter la température pour constater la fusion partielle des cristaux formés : LA VRAIE TEMPÉRATURE EST COMPRISE ENTRE CES DEUX LIMITES.

En général, si l'on opère avec précaution, ces deux valeurs numériques sont très voisines, presque identiques. Jamais cependant nous ne l'avons trouvée fixe, comme pour les liquides adiathermanes.

Au-dessous de — 70°, elle varie souvent de un demi-degré à un degré !

C'est en suivant méthodiquement ce manuel opératoire que nous avons dressé la courbe des points de cristallisation des principaux acides, suivant leurs degrés de concentration, des hydrates d'alcool, etc., etc., travaux qui seront publiés dans quelque temps avec tous les détails utiles.

Nous avons constaté aussi, lorsqu'on place au centre du liquide le chloroforme cristallisé existant encore, que la température indiquée par le thermomètre placé dans le liquide monte d'une façon presque immédiate, si on vient à exposer l'éprouvette au soleil.

La chose est toute simple, car la diathermanéité de ces substances, déjà grande pour la chaleur obscure, l'est bien plus encore pour la chaleur lumineuse.

Les rayons solaires traversent toute la masse et se transforment dans les cristaux, comme dans le liquide, en chaleur actuelle, car la diathermanéité n'est ni parfaite, ni totale.

Dans l'intérieur même des cristaux la température ne dépasse pas — 83°, mais dans le liquide, elle monte rapidement et peut atteindre des hauteurs invraisemblables de — 50° et même de — 40° ou — 34°.

En agitant le chloroforme, les cristaux fondent très vite et l'on voit la température du liquide baisser assez sensiblement, mais sans jamais atteindre — 83°.

En somme, il découle de cet ensemble de faits des préceptes formels pour toutes les expériences à basses températures lorsqu'on tient à faire des observations précises et à connaître exactement les températures. Il faut toujours opérer lentement, agiter les liquides pendant qu'ils sont exposés à des températures de plus en plus basses, pour empêcher la surfusion, puis éviter de la manière la plus stricte l'apport de chaleur obscure et surtout lumineuse, car cet apport anormal de chaleur, variable et impossible à mesurer, perturbe d'une façon radicale toutes les valeurs lues sur les thermomètres.

C'est en nous buttant contre ces difficultés incessantes que nous avons appris progressivement à les connaître, à en discerner les causes et enfin à les éliminer, sans toutefois y être entièrement parvenu.

CHAPITRE II

FRIGOTHÉRAPIE — SA THÉORIE

Dans les pages précédentes, nous avons passé en revue d'une façon sommaire un ensemble de faits qui nous ont conduit à la démonstration de la diathermanéité des corps mauvais conducteurs de la chaleur pour les rayons calorifiques émis par les corps extrêmement froids.

Les études toutes particulières entreprises sur les cristaux de chloroforme pour fixer la connaissance de ces faits nous ont donné une démonstration péremptoire de leur irrécusabilité.

Nous allons maintenant appliquer tout ce que nous avons exposé jusqu'à présent, afin d'établir la théorie de la Frigothérapie.

Précisons la question en nous servant de ce qui a été démontré sur la diathermanéité des corps pour les rayons à ondes longues, pour les vibrations correspondant aux basses températures.

Qu'arrivera-t-il à un animal à sang chaud, par exemple, si on le place dans une enceinte très froide, maintenue à — 100° ou — 110°, si cet animal est dépourvu de protections extérieures à son corps, ou au contraire s''il est revêtu de vêtements ou de couvertures bien épaisses, qu'on nomme ordinairement bien chaudes ?

Ces deux situations vont avoir des conséquences très différentes pour l'organisation de l'animal vivant.

Nous pouvons essayer d'en prévoir d'abord théoriquement la marche.

Premier cas. — Nous mettons un chien dans un puits frigorifique maintenu à — 100° ou — 110°, sans l'entourer ni de duvet, ni de couverture.

Ce chien perd de la chaleur, et il a de suite le sentiment du froid à la peau.

On sait que l'équilibre physiologique de tous les êtres vivants les protège d'une façon aussi merveilleuse qu'inexplicable contre toutes les causes perturbatrices qui menacent l'individu dans son existence.

Cette individualité inconsciente, ce facteur de protection, donne immédiatement des ordres réflexes à tout l'organisme ; les nerfs vaso-moteurs font contracter certains muscles de la périphérie et aussitôt la circulation des extrémités, notamment de la peau, est fortement modifiée.

Il se forme comme une couche inerte, à température plus basse que la normale, qui sert de protection aux couches intérieures.

Au même instant le cœur reçoit une impulsion plus nette, s'accélère ; la respiration fait de même, devient plus profonde, plus active.

La quantité d'oxygène fixée par le poumon dans le sang augmente.

Les fonctions de la digestion sont puissamment excitées, et la désassimilation des tissus servant de réserve à l'alimentation générale s'effectue aussitôt. Les glandes comme le foie, le pancréas, etc., secrètent plus activement les sucs intestinaux destinés à opérer la digestion.

Il est cependant difficile de dire actuellement si c'est l'action de la peau qui seule développe tous ces phénomènes comme mouvements réflexes, ou si la perte de chaleur subie par l'organisme est elle-même, indépendamment des impressions cutanées, la cause intrinsèque de ces phénomènes compensateurs.

Il paraît impossible à première vue de refroidir un animal à sang chaud sans commencer par la peau! De là la difficulté de distinguer ce qui est dû à l'action périphérique, toujours présente, de ce qui provient plus tard de l'effet produit sur les organes centraux.

Les effets physiologiques que nous venons de rappeler ont été surtout étudiés par les naturalistes qui ont refroidi les animaux par des bains froids.

Cette étude du plus haut intérêt a fondé les bases scientifiques de l'hydrothérapie, méthode curative d'une foule de maladies et pratiquée dès les temps les plus reculés.

Tout le monde connaît la réaction du bain froid, réaction qui n'est que la suite naturelle du choc reçu par le corps subitement refroidi à sa surface extérieure.

Tant que ce refroidissement n'est pas trop prolongé, ni trop puissant, l'organisation de l'être trouve en elle-même des éléments de lutte suffisants.

Par contre, si l'action se prolonge, si le refroidissement s'accuse, des désordres graves ne tardent pas à se manifester et la vie de l'individu commence à être en danger.

Nous avons publié ce qu'il advient du chien soumis au rayonnement direct dans un puits à — 100°. Il garde sa température centrale constante pendant près de deux heures; pendant ce même temps la vie se retire successivement de toutes les extrémités, les oreilles, les pattes, la queue, puis l'animal tombe en quelques minutes comme foudroyé lorsque la lutte est poussée jusqu'à son terme.

Dans ces expériences l'action de la peau a été très puissante, faute de protections suffisantes.

Second cas. — Voyons maintenant le second cas :

Ici nous allons mettre une substance très mauvaise conductrice de la chaleur autour de l'animal à sang chaud et placer celui-ci dans un puits dont la température sera abaissée d'une façon constante jusqu'à — 100°.

Prenons une bonne pelisse, de la ouate, des couvertures aussi moelleuses et douces que possible ; de plus laissons le chien le museau à l'air extérieur, pour qu'il respire l'air atmosphérique à la température ambiante, son corps seul plongeant dans le puits refroidi.

Il est donc complètement entouré d'un duvet protecteur et il respire l'air extérieur.

Déterminons les conditions thermiques dans lesquelles cet animal se trouve, suivant les températures du puits où il est plongé.

Tant que la température du puits s'abaissera de 0° à — 60°, l'animal bien protégé ne sentira rien ou presque rien ; donc aucune réaction n'est à attendre.

Par contre à partir de — 60° jusqu'à — 110° ce sera tout autre chose car les lois du rayonnement à basse température vont se faire sentir et modifier profondément les effets du refroidissement.

L'animal à sang chaud émet, comme nous le disions précédemment, des rayons calorifiques de toutes natures dont les diverses périodes d'onde vont du zéro absolu, à — 273°, jusqu'à la température de + 37°. 5.

Si nous disposions d'un grand prisme de sel gemme, parfaitement diathermane, et d'un œil sensible à ces sortes de vibrations du spectre infrà-rouge, nous verrions distinctement toutes ces couleurs calorifiques dont la somme donne à la peau la sensation appelée tiède à 37°,5.

Nous pouvons sans cela, par analogie, suivre parfaitement cet ensemble de phénomènes qu'aucun instrument actuellement connu ne nous permet de rendre visibles.

Voici donc ce qui va se passer :

Dès que la température de l'enceinte froide aura atteint — 70°, elle ne pourra émettre que des vibrations calorifiques comprises entre — 273° et — 70°.

Nous savons en outre que l'animal à sang chaud émet

des ondes calorifiques qui sont presque entièrement retenues et arrêtées par les substances mauvaises conductrices de la chaleur, de + 37°,5 à — 70°, tandis que de — 273° à — 70° toutes celles qu'il émet traversant ces mêmes substances sans rencontrer beaucoup d'obstacles.

Nous touchons ici à la température limite de protection des couvertures, duvets, pelisses, etc., etc.

En effet toutes les ondulations calorifiques émises par l'animal sont, ou bien arrêtées dans l'intérieur de son manteau, et il n'a pas froid, ou bien échangées avec l'enceinte extérieure qui lui envoie autant de chaleur qu'il en cède.

De + 37°,5 à — 70° l'absorption des radiations s'effectue par les substances mauvaises conductrices; de — 70° à — 273° l'animal émet des rayons caloriques qui partent dans l'enceinte froide. Par contre celle-ci rayonne aussi, de la périphérie vers le centre, de — 70° à — 273° et restitue tout ce qu'elle reçoit ou à peu près.

Il n'y a ni perte ni gain, si l'on admet le duvet encore parfaitement protecteur à — 70°, ce qui est exagéré.

A partir de cette température le phénomène change complètement de face.

Prenons l'enceinte refroidie à — 110°, elle n'émet plus d'ondulations calorifiques que de 273° à — 110°.

Le chien rayonne tout son spectre calorifique au travers des manteaux protecteurs, compris entre — 70° et — 273°.

On voit donc immédiatement la perte subie par l'animal :

Toutes les radiations calorifiques qui, dans le spectre général, viennent tomber sur les longueurs d'onde comprises entre — 70° et — 110°, sont émises par l'animal vivant, traversent les manteaux protecteurs et sont absorbées sans retour par l'enceinte froide.

Il y a donc une perte très notable dans cette soustraction de chaleur à l'être vivant sans que la peau soit directement mise en cause.

Nous avons vu par l'analogie du phénomène que les

ondulations relativement chaudes sont absorbées et conservées par le manteau protecteur; la peau, bien recouverte, ne saurait donc recevoir l'impression du froid, caractérisée précisément par le manque de ces ondulations calorifiques voisines de la température du sang.

Le refroidissement de l'animal s'effectue dans le cas actuel par toute la masse de son corps diathermane pour ces vibrations calorifiques longues.

Chaque molécule de muscle, de sang, d'os, etc., étant le siège de ces ondes calorifiques, et ces ondes pouvant traverser facilement toutes les couches protectrices, on voit par ce fait que la perte d'énergie ou de chaleur sera subie par l'ensemble des molécules, presque toutes perdant autant de chaleur.

Les organes centraux, recevant une partie des ondes calorifiques émises par les tissus superficiels et en absorbant une fraction parce que leur diathermanéité n'est pas parfaite, il s'ensuit que les couches extérieures perdront un peu plus de chaleur que les parties profondes dans le même temps.

Cette différence sera d'autant plus petite que l'enceinte extérieure sera à une température plus basse.

Voilà donc réalisée cette disposition, en apparence impossible, qui consiste à refroidir un être vivant à sang chaud sans lui faire rien éprouver de spécial à la peau, aucun frisson, aucune impression de froid.

La situation physiologique de cet animal est d'autant plus intéressante à examiner expérimentalement que jamais aucun animal vivant n'a pu y être placé naturellement, dans les conditions climatologiques connues.

On sait qu'au Labrador, en Sibérie, et dans les contrées les plus boréales ou les plus australes, le thermomètre n'est jamais descendu au-dessous de — 50° ou — 52°; il est toujours resté à des températures suffisamment élevées pour que les splendides fourrures dont les animaux vivant dans ces régions sont dotés, les protégeassent très suffisamment contre le rayonnement qui opère dans le cas spécial où nous plaçons maintenant l'animal à sang chaud.

Ainsi que nous le disions précédemment, chaque être possède son individualité physiologique, sorte de gouvernail inconscient, qui opère cependant avec l'intelligence d'un chef d'armée en donnant les ordres les plus précis aux organes spéciaux, toutes les fois qu'une cause perturbatrice tend à attaquer l'existence de cet être.

Les ordres sont donnés de telle façon que les fonctions mises en route sont une compensation rationnelle, sorte d'antidote immédiat de l'effort toxique qui attaque l'individu.

Entre-t-on dans une salle trop chaude, on transpire, on fait un exercice un peu violent, la respiration et la circulation s'accélèrent; a-t-on mangé une substance nuisible à l'estomac, on la rejette, etc., etc.

Les belles observations de Darwin, qui ont orienté toutes les sciences naturelles ces trente dernières années, ont montré que tous les organes se modifient progressivement sous l'action répétée des mêmes phénomènes et par l'hérédité qui n'est que la continuation chez l'individu actuel de l'expérience lentement acquise par ses ascendants.

Or jusqu'à maintenant toutes les luttes des organismes vivants contre le froid ont eu comme point de départ, (comme détente, pourrons-nous dire si nous comparons les réponses réflexes de l'organisme à l'explosion d'une arme à feu), l'action cutanée, le froid perçu sur la surface libre du corps par suite de l'action extérieure du milieu.

L'air froid, l'eau froide, la neige, la rosée, le rayonnement nocturne, telles sont les causes uniques qui ont habitué l'organisme de tous les animaux à sang chaud à répondre à l'action du froid et ont dirigé les ordres réflexes qui mettent en jeu la tactique de défense naturelle.

Que va-t-il advenir maintenant, lorsque, sans précédent, brusquement, on met un animal à sang chaud en lutte avec des causes perturbatrices sérieuses, menaçant la vie de l'individu et n'exerçant aucun des effets connus, habituellement ressentis par cet être, effets nécessaires pour déclancher la détente qui donne les ordres aux actions réflexes protectrices ?

Cette question posée sur le terrain physiologique est si attrayante, si pleine de conséquences diverses, dont quelques-unes touchent aux grands problèmes de la philosophie générale, que je n'ai pas hésité à faire de suite l'expérience sur moi-même après l'avoir ébauchée sur un chien.

Le chien n'a manifesté que des symptômes très marqués d'un appétit féroce en sortant de l'appareil après dix à quinze minutes de station.

Ne pouvant avoir par ce procédé aucune réponse aux demandes nombreuses qui se posent en foule à l'esprit, au point de vue des sensations et des indices révélant à la conscience par le système nerveux l'action centrale ou périphérique produite par le rayonnement, je me décidai à descendre dans le puits, pour faire sur moi-même une expérience suceptible de donner autant que faire se pouvait des réponses précises.

CHAPITRE III

LA PREMIÈRE EXPÉRIENCE DE FRIGOTHÉRAPIE

Pour préciser les conditions de cette expérience je donnerai les détails suivants :

Je me suis servi de mon grand réfrigérant, dont la température peut être facilement amenée à —100° et —110°. En mettant une planche au fond de l'appareil, j'y pouvais mouvoir les pieds et battre la semelle, pour ne pas rester immobile pendant la station de huit à dix minutes que j'y faisais.

Je sortais la tête et les épaules hors du puits frigorifique, respirant l'air du laboratoire à la température ordinaire.

J'ajouterai à ces préliminaires un fait tout spécial : depuis plus de six années je souffrais de l'estomac et avais des digestions très difficiles, qui me mettaient dans l'impossibilité de manger nombre de plats et de mets qui autrefois m'étaient habituels ; des douleurs d'estomac accompagnaient chaque digestion et souvent j'éprouvais la plus grande difficulté à avaler les aliments, ce qui me mettait fréquemment dans une bien fâcheuse situation à table.

Ce n'était donc pas sans une certaine appréhension que je me risquai dans ce puits pour y éprouver personnellement l'action du rayonnement à très basse température.

L'enveloppe du puits étant maintenue à — 105° environ,

je descendis dans le puits et observai la respiration et le pouls.

Je notai 15 respirations et demie par minute et 63 pulsations.

Je ne sentis aucun appétit quelconque, cette sensation étant depuis longtemps presque oubliée.

Descendu dans le puits, bien protégé, comme je l'ai dit, par ma pelisse, je pédalai sans rapidité, avec les deux jambes successivement, seulement pour pouvoir dire que je n'étais pas immobile. Je montai chaque pied à 15 centimètres de hauteur le reposant sur la planche sans effort musculaire.

Je faisais 42 levées de pied par minute.

Les quatre premières minutes je n'ai absolument rien senti et aucun symptôme quelconque ne s'est manifesté.

Vers la cinquième minute, j'ai senti comme un chatouillement général dans les jambes, les hanches et même dans l'intérieur du corps; cette impression est indéfinissable et échappe à toute description.

Au même moment un désir de nourriture, un commencement de ce qu'on nomme une *fringale* s'est nettement dessiné.

Le pouls était monté à 67 pulsations par minute, et la respiration à 19, pleines, plus profondes que les respirations ordinaires.

Après huit minutes et demie, je suis sorti n'ayant presque aucune impression de froid à la peau, mais sentant un picotement général dans tout le corps. Une faim bien marquée accompagnait cet état d'ensemble et présentait un caractère presque douloureux, contrastant avec le simple appétit.

Une fois sorti du puits frigorifique, je me mis à marcher pour rentrer à mon domicile.

A peine avais-je fait deux ou trois minutes de marche, que j'éprouvai une réaction comme de ma vie je n'en ai ressentie après aucun bain froid. J'avais tout le corps traversé d'une myriade de petites aiguilles fines et mordantes ; cette expression donne une faible idée de la conséquence physiologique de cette reprise de la circulation à l'état normal. La réaction a duré au moins un quart d'heure avant de se calmer.

Pour la première fois ce jour-là, 23 février 1894, depuis plus de six ans, je me mis à table avec joie, et mangeai copieusement.

L'après-midi, quel ne fut pas mon étonnement en me sentant à peine touché par les douleurs qui ne me faisaient jamais défaut depuis si longtemps !

J'ai fait huit expériences consécutives dans le courant de février et mars 1894, variant de 8 à 11 minutes la durée de l'exposition au froid. Chaque fois j'ai éprouvé les mêmes sensations et les mêmes effets physiologiques.

Aujourd'hui j'ai complètement oublié mes six années de souffrance et de gastralgie, je mange d'un appétit normal sans avoir eu un seul jour, depuis cette époque, aucune rechute.

De mars à juillet 1894, j'ai gagné environ 10 kilogrammes, passant de 66 kilogrammes le 1er mars à 76 kilogrammes que je pèse depuis juillet, poids exactement le même que celui que j'avais en 1887.

En somme cette expérience sur le rayonnement à basse température faite avec assez d'appréhensions, vu mon état de santé, s'est transformée en une cure merveilleuse dont chaque jour je puis apprécier les heureux effets.

Je pense que le rayonnement, obtenu dans les conditions toutes spéciales que nous avons rapportées, provoque une excitation colossale de toutes les fonctions de la nutrition.

L'individu physiologique, pris au dépourvu par l'absence complète des indications tactiles et sentant la perte de chaleur subie, donne des ordres violents à la digestion.

Estomac, pancréas, foie, graisse et tissus connectifs, tout travaille et concourt à remplacer par une digestion et une combustion plus actives les pertes éprouvées.

J'ai reproduit ici exactement la première expérience de frigothérapie et depuis lors j'ai toujours cherché à reprendre ces expériences sur d'autres que sur moi, car le bien immense que j'ai éprouvé dans ce puits n'a fait que se consolider et se fortifier avec les années.

Ayant retrouvé une parfaite santé à la suite de ces expériences, j'étais désireux de faire bénéficier les malades du même avantage.

Cependant, j'étais retenu par une crainte : un physicien, possesseur du grade de docteur en médecine mais ne pratiquant pas l'art de guérir, risquerait de compromettre son système s'il se lançait à opérer lui-même et sans le contrôle de docteurs, sur des personnes malades.

Il fallait à tout prix donner à cette méthode nouvelle de traitement l'autorité compétente de docteurs ayant pour mission d'examiner avec soin le résultat des expériences et d'observer les malades pendant leur station dans le puits.

Il fallait faire cette étude sans aucun parti pris, d'une façon tout à fait impersonnelle, de manière à ce qu'à la suite de ces observations on pût sans aucune arrière-pensée offrir cette nouvelle méthode thérapeutique au grand public.

Ces réserves expliquent fort bien, je pense, que j'aie cru de mon devoir de garder pendant plus de trois années mes procédés par devers moi, jusqu'à ce jour, où je suis enfin en possession des documents qui me manquaient, et où, fort des expériences faites et de l'appui de médecins distingués, je puis présenter notre méthode comme la plus active peut-être que l'on connaisse pour réveiller les organes endormis, notamment l'estomac et le système glandulaire, et pousser à la sécrétion des sucs intestinaux et des reins.

Toutes les maladies du système nerveux paraissent également éprouver une amélioration sensible par l'application raisonnée et méthodique des basses températures.

CHAPITRE IV

EXPÉRIENCES FAITES A GENÈVE PENDANT L'EXPOSITION NATIONALE SUISSE AU PAVILLON RAOUL PICTET PAR MM. LES DOCTEURS CORDES ET CHOSSAT.

En 1895, l'année qui précéda l'Exposition Nationale Suisse, un groupe de Genevois et quelques membres du Conseil d'État me demandèrent d'exposer les appareils ayant permis de définir ces dernières années les grands principes de la thermodynamique. J'accédai à leur demande et j'eus la pensée de réunir dans un même local tous les appareils dont l'emploi peut donner une démonstration pratique et irréfutable des lois fondamentales de cette science si féconde en résultats.

J'ajoutai naturellement à la série des appareils à basse température ceux consacrés à l'étude des phénomènes dus à la radiation.

Spontanément, deux des médecins les plus autorisés de Genève me demandèrent amicalement de les désigner pour diriger les observations physiologiques et médicales qui seraient faites au moyen des puits frigorifiques pendant la durée de l'Exposition.

Je me rendis à leur désir et d'autant plus volontiers que leur active intervention permettait de réaliser un programme d'expériences qui manquait encore à la Frigothérapie.

J'avais fait établir dans le pavillon Raoul Pictet deux puits frigorifiques ayant un mètre quatre-vingt de profondeur et soixante-cinq centimètres de diamètre.

Ces puits frigorifiques, à double enveloppe, pouvaient être facilement refroidis jusqu'à 110 degrés au-dessous de zéro.

De nombreux patients se prêtaient bénévolement à nos expériences, soit par curiosité, soit par le désir d'améliorer leur état de santé. Une plate-forme située de plain-pied avec la partie supérieure du puits leur permettait de se faire descendre dans le puits sans avoir aucun effort musculaire à développer.

Deux moyens de descente étaient employés : tantôt une escarpolette dont les cordes étaient tenues par des hommes faisant partie du personnel du Pavillon ; tantôt une échelle de bois que le patient utilisait lui-même.

Nous avions tapissé l'intérieur du puits spécialement affecté aux expériences médicales, d'une fourrure épaisse dont la partie supérieure était fixée solidement à un cadre de bois, de sorte que les parois métalliques constituant le puits n'étaient visibles nulle part.

La protection des parois par la fourrure était donc absolue, sans aucune solution de continuité.

Lorsque le malade était descendu au fonds du puits, on plaçait sous ses pieds un tabouret de hauteur variable, afin que la tête se trouvât à 30 ou 40 centimètres au-dessous du niveau supérieur.

Cela fait, on jetait sur les épaules du patient une couverture de laine, de manière à laisser émerger la tête seule, les bords de la couverture se relevant tout autour jusqu'à la margelle du puits.

Grâce à ce dispositif, l'air que respirait la personne en expérience était uniquement l'air du dehors du puits, dont la température n'était pas sensiblement différente de celle de l'ensemble du pavillon.

Par contre, à partir du cou, le corps de la personne était soumis au rayonnement à basse température, de 130 à 150 degrés inférieure à la sienne. Cette variation dépendait essentiellement de la rapidité avec laquelle la descente du patient était obtenue et de la durée de l'immersion.

Nous avons rarement rencontré dans le puits, pendant toute la durée des expériences, une température moins basse que 90 à 100 degrés au-dessous de zéro.

Ce point est essentiel, car il montre qu'en réalité le patient n'était soumis qu'aux radiations extérieures dues aux parois absorbant la chaleur, parois maintenues, dans la plupart des expériences, à 100 degrés au moins au-dessous de zéro.

MÉTHODE D'OBSERVATION.

Il faut expliquer ici par quelques mots la méthode d'observation que MM. les docteurs Cordes et Chossat avaient adoptée d'une manière générale pendant le cours des observations scientifiques.

Ils partageaient leurs clients en deux grandes catégories.

Étant donné que ces expériences se faisaient dans l'enceinte de l'Exposition, qu'une foule de curieux s'y pressaient, il convenait, pour satisfaire un certain intérêt général mis en éveil, de laisser descendre les visiteurs dans le puits sans faire trop de difficultés, et il fut admis que les personnes justifiant d'une raison quelconque d'intérêt pouvaient entrer à titre de visiteurs.

L'examen de ces clients d'un moment n'a pas pu être bien sérieux, cela se comprend. On n'a pu relever que des phénomènes tout à fait superficiels, et il a été impossible de prendre aucune mesure exacte permettant d'établir un rapport quelconque sur des résultats aussi fugitifs.

Une seconde catégorie d'expériences était pratiquée sur des personnes malades ou bien portantes, ayant accepté dès l'abord de se laisser mesurer, tâter, expérimenter avec toute la patience et la docilité nécessaires.

Dans le rapport que nous allons faire passer sous les yeux du lecteur, il n'est tenu compte, à l'exclusion de tout autre document, que des patients de cette dernière catégorie, lesquels souvent, comme le nom même l'indique, n'apportaient en fait de maladie, qu'une patience à toute épreuve, ayant autorisé les médecins à les inspecter avec minutie et précision au cours d'expériences longues et délicates.

Qu'il nous soit permis d'exprimer ici nos remerciements les plus sincères à ces deux médecins émérites qui n'ont pas craint de passer bien des heures successives autour du puits. Merci aussi aux excellents patients qui ont apporté leur bonne volonté et leur propre corps sur l'autel de l'inconnu, à seule fin de permettre à la science d'établir les bases d'une connaissance plus précise des lois du rayonnement à basse température par le fait d'un nouveau mode de traitement thérapeutique.

Pour les observations, elles ont été faites selon une méthode bien précisée et exactement suivie, dans la limite du possible.

Le patient s'inscrit sur un registre. On le garde pendant une demi-heure environ dans un bureau voisin du puits frigorifique et on le prie de maintenir dans sa bouche la boule d'un thermomètre spécial très sensible et parfaitement vérifié; il est essentiel en effet de déterminer avec précision la température du corps prise dans la bouche fermée, la respiration se faisant par le nez.

Les docteurs notent cette température avec soin et non pas une seule fois, mais plusieurs fois, en espaçant leurs observations de cinq en cinq minutes, par exemple.

Les températures prises, on descend le patient dans l'intérieur du puits.

Pour la plus grande partie des expériences, on a descendu les malades au moyen de l'escarpolette, afin d'éviter tout mouvement musculaire pouvant modifier d'une façon immédiate la respiration, la circulation et la température.

Dès que le malade est au fonds du puits, on prend à intervalles très rapprochés la température au moyen du thermomètre placé dans la bouche et on note les pulsations.

Ces observations sont inscrites au fur et à mesure, et, la station dans le puits terminée, soit au bout de dix à douze minutes en général, on remonte le patient.

On tient donc compte de deux facteurs essentiels pendant la période d'immersion dans le puits.

Comme nous l'avons dit, la température est lue sur un thermomètre placé dans la bouche complètement fermée pour éviter tout refroidissement par courant d'air dû à la respiration.

Avec un chronomètre à secondes on mesure minute par minute les variations de la fréquence du pouls.

Ces observations sont faites à tour de rôle par MM. les docteurs Cordes et Chossat, quelquefois par des aides aimables et compétents, qui opèrent sous la direction des docteurs, quelquefois encore par le patient, comme le cas s'est souvent présenté, lorsque médecin lui-même il présentait toutes les garanties de précision dans ses observations, notamment en ce qui concerne la valeur du pouls.

Dans certains cas, il a été possible d'analyser les urines avant et après l'immersion dans le puits. Ces analyses ont été très complètes pour deux malades, M. le docteur C... et M. le prince K....

Nous ferons suivre les tableaux physiologiques graphiques des analyses d'urines faites sur ces deux patients.

La durée des immersions a très rarement dépassé quinze minutes afin d'éviter toute complication que pourrait causer un agent dont la puissance est aussi considérable que le froid.

L'énergie de la réaction était souvent telle, surtout lorsqu'il s'agissait de patients peu vigoureux, que les docteurs devaient procéder avec une prudence extrême.

Avant l'immersion première, ils déterminaient la situation de santé de chaque malade, afin de pouvoir fixer les variations produites par la radiation à basse température.

Beaucoup de visiteurs de court passage à Genève ne sont descendus dans le puits qu'une seule fois ; plusieurs une dizaine de fois.

Lorsqu'un malade avait été examiné avec un soin minutieux lors de ses premières descentes, les observations ne se notaient plus aussi rigoureusement pour les descentes ultérieures, afin de lui éviter les ennuis qui accompagnent forcément les constatations très répétées.

Cela explique comment, malgré un très grand nombre de patients, nous ne publions aujourd'hui que le résultat de quatre-vingt-seize cas. Les autres expériences ne sont pas assez détaillées et n'ont pas la netteté suffisante pour que nous osions les introduire dans l'étude qui nous occupe.

Nous ne dirons également rien des expériences faites à Berlin durant les années qui ont précédé cette série faite à Genève, car tous nos documents relatifs à ces expériences — lesquelles confirment du reste celles de Genève — ont été malheureusement détruits dans un incendie.

Nous analysons donc uniquement les résultats obtenus à Genève pendant l'Exposition Nationale Suisse de 1896, en nous servant des méthodes graphiques qui représentent la marche des phénomènes observés directement sur les malades.

CHAPITRE V

RÉSULTAT DES EXPÉRIENCES FAITES A GENÈVE PENDANT L'EXPOSITION NATIONALE SUISSE EN 1896.

Afin de rendre facile au lecteur l'interprétation des résultats obtenus et consignés méthodiquement, avec une rare précision, par MM. les docteurs Cordes et Chossat, nous allons les représenter par des courbes, en employant à cet effet les méthodes graphiques.

Chaque expérience est représentée par deux courbes tracées sur des échiquiers gravés à côté l'un de l'autre.

Au titre figurent le numéro de série de l'expérience, la date de celle-ci et l'initiale du nom du patient.

Dans une première colonne à gauche est inscrite la durée de l'immersion. Une seconde colonne à la suite vers la droite indique la température du puits au moment de l'expérience.

Le premier échiquier à la droite de ces deux colonnes permet de tracer la courbe des variations de température du corps. Les abscisses sont les minutes d'observation. Toutes les deux minutes une abscisse s'élève et permet de suivre le temps de l'immersion.

Les degrés de température sont représentés par les ordonnées. Entre chaque ordonnée il y a un écart de deux dixièmes de degré.

Dans certains cas exceptionnels, nous avons dû porter

cet écart à quatre dixièmes de degré, pour que la courbe ne sorte pas du cadre et ne complique pas la représentation de l'expérience.

Le lecteur fera bien, par conséquent, d'examiner avec soin la numérotation des ordonnées afin d'éviter une confusion qui pourrait se produire sans ce contrôle.

Le second échiquier fait suite au premier et est consacré à la représentation graphique des variations du pouls.

Comme nous l'avons dit, le pouls de la personne prête à descendre dans le puits était déterminé plusieurs minutes à l'avance dans un bureau spécial. Une fois le malade immergé, on prenait le pouls en même temps que la température du corps.

Les écarts de la fréquence du pouls pendant les expériences sont très différents suivant les personnes.

Nous avons dû prendre des échelles mobiles pour les ordonnées qui représentent le nombre des pulsations, tandis que les abscisses représentent les minutes, comme dans l'échiquier précédent.

Les variations du pouls sont tellement énormes dans certains cas que nous avons dû prendre tantôt deux, tantôt trois et même quatre pulsations pour une ordonnée. Les chiffres placés à la gauche de chacune des lignes horizontales permettent au lecteur de ne pas faire d'erreur sur le nombre de pulsations représenté par la courbe.

Grâce à ces variations dans la valeur des ordonnées, il a été possible de faire entrer toutes les courbes dans l'intérieur du cadre, évitant ainsi des complications d'impression pour un grand nombre d'expériences.

Au-dessous des deux échiquiers, se trouve une case intitulée « Observations » qui permet de relater les modifications survenues dans l'état général du patient, ou quelques observations de détail correspondant à telle ou telle expérience.

Le lecteur peut ainsi, en examinant avec soin les 96

observations que nous lui présentons, vérifier d'une façon péremptoire et aisée l'effet des basses températures et de leur rayonnement sur le corps humain.

On a rarement vu un ensemble de documents aussi éloquents. Ils démontrent, avec la dernière évidence, l'effet puissant et rapide de ces ondes calorifiques spéciales dont on ne soupçonnait pas même l'existence il y a quelques années.

Nous avons tracé les courbes en rouge en suivant point par point toutes les données des expériences, telles qu'elles sont relatées dans les carnets d'observations de MM. les docteurs Cordes et Chossat. Aucune altération n'a été apportée à ces tracés : ils copient fidèlement les résultats de ces expériences sans rien y ajouter ni en retrancher.

Dans certaines expériences, l'étude du pouls n'ayant pu être suffisamment précise, nous avons cru bien faire en retranchant la courbe correspondante, qui aurait été forcément incomplète. Dans d'autres expériences, il en a été de même de la température qui n'est indiquée qu'à un point initial, les observations faites ensuite ayant cessé d'être exactes, soit parce que le patient retirait le thermomètre de sa bouche, soit parce qu'il respirait par cet organe sans y prendre garde, soit pour tout autre motif.

Dans ces cas, la courbe s'arrête à la dernière observation exacte ; toutes les observations subséquentes ont été éliminées comme entachées d'une erreur possible.

Pour connaître la température du puits au moment de l'immersion, MM. les docteurs Cordes et Chossat demandaient à l'ingénieur de service (1) la tension de vapeur du liquide volatil en évaporation dans l'enceinte du puits,

(1) Toute l'organisation scientifique et mécanique du Pavillon Raoul Pictet avait été confiée à MM. Paul Galopin et Jean Sengeisen, ce dernier étant tout spécialement chargé du service intérieur des machines. Je leur exprime ici ma vive reconnaissance pour leur collaboration aussi intelligente que désintéressée.

R. P.

tension évaluée avec une grande précision en millimètres de mercure par un manomètre spécial très sensible.

Par cette tension maxima des vapeurs, la température était connue d'une façon rigoureusement exacte.

Ainsi grâce au concours obligeant de MM. les docteurs Cordes et Chossat, grâce aux instruments très délicats qu'ils employaient et enfin à la bonne volonté générale des expérimentateurs et des expérimentés, nous pouvons affirmer que les documents d'observation reproduits ici représentent l'ensemble des expériences d'un façon scientifique et parfaitement méthodique, servant de base à la connaissance actuelle de la Frigothérapie.

CHAPITRE VI

RAPPORTS DE MESSIEURS LES DOCTEURS CORDES ET CHOSSAT.

RÉSULTATS DES EXPÉRIENCES FAITES A GENÈVE EN 1896.

Nous insérons ici, et avant de formuler nous-même le résultat de nos observations, les deux rapports successifs rédigés par MM. les Docteurs Cordes et Chossat.

Le premier de ces rapports a paru dans la *Science française* du 6 novembre 1896.

Le voici textuellement :

LES PUITS DE FROID

I

« ... Le patient — un neurasthénique, ou un dyspeptique dont on a noté préalablement la température, la fréquence du pouls et le nombre des respirations — est descendu dans un puits frigorifique, c'est-à-dire dans un cylindre vertical, de deux mètres environ de profondeur, assez spacieux pour qu'un homme puisse aisément s'y tenir debout ou assis, et dont les parois à double enveloppe sont maintenues à une température constante de — 110° par la volatilisation et la condensation, sous le jeu des compresseurs, de l'acide sulfo-carbonique. L'enveloppe intérieure de ce puits est garnie d'une épaisse fourrure, qui a pour double but de préserver le corps du contact immédiat des parois métalliques et de retenir les vibrations ondulatoires supérieures à — 70°. La personne immergée respire à l'air libre, une couverture placée sur les épaules interceptant la communication entre l'air contenu dans le puits et l'atmosphère extérieure.

« Dans quelle mesure ces conditions nouvelles vont-elles influer sur la thermogénèse et quels effets auront-elles sur le malade ?

« On sait, par l'étude des lois physiques du rayonnement, que le corps émet d'une façon constante des ondes calorifiques qui vont de + 37° 5, sa température moyenne habituelle, au 0° absolu, soit — 273°, et qu'il reçoit en retour le rayonnement du milieu où il est plongé, c'est-à-dire les vibrations comprises entre — 273° et la température de l'air extérieur, soit + 15° ou + 18°. Très courtes et très rapides dans la partie supérieure du spectre, ces vibrations deviennent de plus en plus lentes et de plus en plus longues à mesure qu'on se rapproche du 0° absolu.

« On sait également que l'équilibre thermique ainsi établi n'est stable que dans les conditions normales du milieu ambiant, et qu'il subit nécessairement le contre-coup de toutes les variations de température de ce milieu. Ainsi en est-il dans le puits frigorifique : placé soudainement dans des conditions pertubatrices pour lui, cet équilibre va se trouver rompu ; une grande quantité de calorique sera perdue sans compensation par défaut de rayonnement en retour au-dessous d'une limite déterminée (— 70°) ; un refroidissement violent en sera la conséquence immédiate.

« Une perte de calorique égale, mais produite dans d'autres conditions par l'application prolongée du froid humide à la surface du corps, aurait sans doute des suites fâcheuses, la gêne de la circulation périphérique qui en serait la conséquence pouvant déterminer une syncope ou une congestion active des organes vitaux. Dans le puits frigorifique, rien de pareil n'est à craindre, la déperdition de calorique, quoique très considérable, s'opérant d'une façon inconsciente, et sans exercer aucune influence fâcheuse sur la peau; la fourrure interposée entre le corps et les parois du puits retient, en effet, et renvoie par son rayonnement propre les ondes comprises entre + 37° 5 et 70°, c'est-à-dire celles qui correspondent à la partie la plus élevée et la plus perceptible du spectre, et les seules qui produisent sur la peau une sensation douloureuse ou pénible de froid. La surface cutanée qui reçoit ces radiations ne subissant pas, en raison de ce fait, un refroidissement plus grand que l'intérieur du corps, il en résulte que la personne immergée dans cette enceinte maintenue à — 110°, loin d'éprouver, comme on pourrait s'y attendre, une sensation de froid insupportable, ne ressentira à fleur de peau qu'une impression agréable de fraîcheur qui n'influence en rien la circulation, et ne provoque aucune action réflexe pouvant entraîner un afflux de sang dans les poumons, le cœur, le foie ou le cerveau.

« C'est là un point à noter, quelque anormal que le fait paraisse quand on n'en a pas l'expérience personnelle.

« D'autre part, comme tous les corps mauvais conducteurs de la chaleur, la laine, le coton et d'autres substances qui deviennent de plus en plus diathermanes au fur et à mesure que les rayons calorifiques sont émis par un corps plus froid, la fourrure se laisse complètement traverser par les ondulations vibratoires comprises entre — 7° et — 273°. De —70° à — 110°, ces vibrations sont retenues en totalité et absorbées par les parois du puits, et cette absorption constitue une perte absolue de caloriques. Audessous de — 110° jusqu'à — 273°, le puits frigorifique compense en partie par son rayonnement la perte subie de ce chef.

« En exposant ainsi l'organisme à une perte continue de son calorique pour le mettre dans la nécessité de produire une plus grande quantité de chaleur, on se propose de provoquer par ce moyen, une stimulation générale et d'en obtenir des effets utiles sur les échanges nutritifs.

« L'absorption des ondes rayonnées entre — 70° et — 100° répond à ce but. C'est en effet une cause permanente et violente de refroidissement, contre laquelle l'organisme, assailli à l'improviste, va réagir en augmentant sa calorification propre, c'est-à-dire, par l'accélération de la respiration et des battements du cœur, par des combustions probablement plus actives dans l'intimidé des tissus, conséquence naturelle de la présence d'une plus grande quantité d'oxigène dans le sang; en un mot, par une activité plus grande imprimée aux divers appareils qui concourent par l'intermédiaire du grand sympathique, à la production de la thermogénèse animale.

« Dans ces conditions nouvelles, l'organisme peut avec raison, être assimilé à une machine qui s'alimenterait aux dépens d'elle-même; il emprunte à son sang et à ses tissus, les matériaux nécessaires à cette surproduction de chaleur; il devient momentanément autophage.

« Les effets de cette lutte ne se font pas attendre. Après 10, 15, 25 minutes d'immersion, la respiration devient plus fréquente ou plus large; le pouls s'accélère, le nombre des pulsations augmente; la température s'élève de 0°2 à 0°9, soit de près d'un demi-degré, en moyenne (1). Il se produit quelquefois une légère sensation de constriction épigas-

(1) Sur 62 séances la moyenne d'élévation a été de 0°45 pour une immersion de 10 à 16 minutes. Le pouls s'élève en général de 15 à 20 pulsations, quelquefois davantage; mais cette accélération, quoique à peu près constante, est très passagère, et des tracés sphigmographiques pris avant et après l'immersion n'ont pas donné de modifications très accusées.

trique, analogue à celle qui accompagne la privation temporaire d'aliments, conséquence probable d'une activité plus grande dans les actes de désassimilation, d'une inanisation légère et fugace, à la suite de laquelle, pour réparer les pertes subies, l'appétit apparaîtra plus vif et la digestion sera plus facile. A la sortie du puits, on note quelquefois un peu d'engourdissement dans les extrémités inférieures, bientôt remplacé par une sensation générale de bien-être.

Chez tous les malades que nous avons pu suivre — réserve faite de quelques cas spéciaux — ces effets se sont montrés constants, les oscillations thermiques et les variations du pouls étant plus ou moins accentuées suivant l'état physiologique du patient au moment de la descente dans le puits frigorifique et la durée de l'immersion qui variait dans nos expériences de 10 à 20 minutes.

« Il n'y a pas eu, en général, de réaction très sensible après la séance : la réaction a lieu dans le puits même, et résulte de la lutte engagée par l'organisme contre les refroidissement.

« Il va de soi que cette lutte ne peut se prolonger longtemps. Après 15 ou 20 minutes, plus ou moins, suivant la force de résistance individuelle, qui varie elle-même avec l'état de santé ou de maladie, l'effet utile qu'on peut en obtenir paraît acquis, et l'organisme commence à faiblir sous l'influence de la perte de calorique; la température tend à revenir à son point de départ ou même à 0°1 ou 0°2 au-dessous; le pouls se ralentit; quelques vertiges peuvent apparaître, accompagnés ou non d'un sentiment d'oppression de la poitrine; premiers indices de la perturbation causé par ce rayonnement continu qui ramènerait rapidement le thermomètre au-dessous de son point normal lorsque la limite possible des combustions serait dépassée. La situation pourrait alors n'être pas exempte d'inconvénient si l'on prolongeait la séance, comme l'ont démontré les expériences faites par M. Pictet sur des chiens qui succombaient en moins de deux heures des suites de ce refroidissement excessif et rapide, avec une température abaissée à 22°. Réserve faite au sujet du mécanisme de la mort (1), il est intéressant de rapprocher ce chiffre de celui que l'on observe au terme de l'inanisation absolue, où la mort arrive aussi par refroidissement, après que l'animal s'est lentement désassimilé pour subvenir aux combustions respiratoires et au maintien de sa chaleur centrale. Quand la perte en poids atteint en moyenne les 4/10 du poids initial, dernière limite compatible avec la vie, la température, de même que dans le puits frigorifique, est tombée de 39° à 24° ou même à 20°.

« Le rayonnement dans l'air sec à basse température parait donc exercer sur toutes les fonctions organiques et spécialement sur celles de nutrition, une action incontestable, et si l'on peut en discuter le principe et le mécanisme, on ne saurait du moins en méconnaître la puissance, qui s'accuse par des oscillations thermométriques constantes, toujours appréciables et faciles à contrôler.

II

« Après avoir exposé l'application et les principaux effets de la médication par l'air froid, il reste à rechercher le mécanisme de cette soudaine suractivité des principales fonctions et le parti thérapeutique que l'on en peut tirer.

« Sur le premier point, nous avons peu à dire, les conditions où ces observations ont été faites — dans la salle des machines frigorifiques, toujours encombrée de visiteurs — ne nous ayant pas permis de faire une étude sérieuse du rôle du système nerveux, qui paraît considérable, non plus que l'examen des variations qui se produisent

(1) Les résultats des autopsies ne sont pas consignés dans les expériences de M. Pictet.

dans la composition des urines et dans les échanges gazeux. Ces échanges étant plus actifs se traduiraient vraisemblablement par une élévation du chiffre de l'oxigène absorbé et par de l'acide carbonique exhalé en plus grande quantité qu'à l'état normal. Quant à la composition des urines, il aurait fallu pouvoir en pratiquer chaque fois l'analyse, avant et après l'immersion, pour se rendre compte des changements survenus dans la nutrition générale. Mais ces analyses n'ont pas pu être faites d'une façon régulière.

« Ce que nous savons, c'est que la sécrétion urinaire n'est pas augmentée d'une façon absolue et qu'il paraît y avoir une diminution constante dans l'excrétion des matières azotées, de l'urée, de l'acide urique et des phosphates, qui descendent à des chiffres très au-dessous de la normale ; quelques analyses nous ont donné des résultats probants à cet égard. Faut-il voir dans ce fait, comme corollaire d'une désassimilation plus rapide, une assimilation plus complète et plus active aussi des matériaux nutritifs qui résulterait, de la présence dans le sang au contact des cellules, d'une plus grande proportion d'oxygène, condition favorable à la suractivité des phénomènes d'assimilation ? Le fait est possible, mais non certain ; pour le préciser, il faudrait reprendre ces expériences dans le silence du laboratoire en s'entourant de tous les moyens habituels d'investigation.

« Quant à la valeur thérapeutique de la frigothérapie, s'il est permis de penser que ce nouveau mode de traitement puisse être appelé à recevoir, dans la limite de ses effets utiles, certaines applications, quand une fois aura été déterminée expérimentalement la part qui revient à chacun des appareils organiques dans la genèse des phénomènes observés, il faut quand à présent faire certaines réserves : aucun malade, par exemple, atteint du rhumatisme chronique bien caractérisé ou de lésion organique du cœur, des gros vaisseaux, ou des poumons, n'a été autorisé par nous — par excès de prudence peut-être — à descendre dans le puits de froid. Toute recherche à ce sujet ayant dû être ajournée, nos premières observations ont porté plus particulièrement sur les troubles fonctionnels de la digestion et sur des cas d'asthénie nerveuse et de neurasthénie par épuisement. Dans ces différentes affections, la stimulation spéciale de l'organisme fréquemment répétée et aboutissant en fin de compte à une accélération du mouvement nutritif, nous a paru donner de bons résultats ; soit qu'on la provoque isolément, soit qu'on la combine ou qu'on l'alterne avec d'autres moyens thérapeutiques, comme le traitement par l'électricité, bains électro-statiques, bains hydro-électriques, avec courants alternatifs sinusoïdaux, courants à haute fréquence dans la solénoïde, ou encore avec la médication hypodermique comportant l'injection sous-cutanée de sérum artificiel, de phosphates, de glycéro-phosphates, de sels injectables d'arsenic, de fer et de strychnine. Cette dernière méthode, qui permet d'éviter la dyspepsie médicamenteuse, si fréquente de nos jours, et de réaliser dans la mesure du possible, parallèlement au relèvement de la nutrition et de la tension artérielle, l'antisepsie générale de l'organisme, complète avantageusement, sous ce rapport, les bons effets de la frigothérapie.

« Il en est de même dans l'atonie gastrique et gastro-intestinale sans lésion organique et dans quelques cas de dyspepsie et de névroses douloureuses de l'estomac. Dans ces divers états pathologiques, le rayonnement, à basses températures, simple, ou mieux encore combiné avec l'antisepsie médicale, au moyen d'injections sous-cutanées, nous a toujours paru exercer une influence favorable.

« Je citerai, à cet égard, l'observation d'un malade atteint de dyspepsie gastro-intestinale avec troubles neurasthéniques, qui voyait, après douze séances d'immersion de 15 à 20 minutes de durée, son état s'améliorer d'une façon sensible. L'anorexie, absolue au début, avait diminué ; l'appétit était meilleur, les digestions plus faciles, les fonctions intestinales plus régulières; la céphalée et les vertiges avaient disparu.

« L'emploi ultérieur d'injections de sels de strychnine a confirmé et complété cette guérison.

« Dans d'autres cas semblables, l'influence modificatrice de la frigothérapie, poursuivie pendant un temps suffisamment prolongé, a produit une amélioration analogue et un amendement des troubles nerveux. Ces résultats, conformes à ceux déjà annoncés par M. Raoul Pictet, sont encourageants.

« Mentionnons encore, pour terminer, un groupe de maladies dans lesquelles le rayonnement de l'air froid pourrait rendre des services, parallèlement à un traitement rationnel, tout au moins comme médication adjuvante, favorisant la suroxygénation du sang et l'apport d'une plus grande quantité d'oxygène au sein des tissus. Ce sont les affections liées à un ralentissement de la nutrition et caractérisées d'une façon générale, d'après M. Bouchard, par une insuffisance ou une paresse des échanges intracellulaires, par une diminution des oxydations et un abaissement de la température plus particulièrement accentué pendant le repos et le sommeil, et consécutivement, par des modifications chimiques dans la composition des humeurs et des éléments anatomiques qui en sont imprégnés. Ainsi en est-il dans la chlorose, où la transformation incomplète ou trop lente des nouveaux éléments produits en globules rouges conduit insensiblement à un ralentissement de la nutrition générale; dans l'obésité, conséquence d'un vice de nutrition qui, en entravant l'apport de l'oxygène nécessaire pour comburer les graisses, en favorise le dépôt dans les cellules adipeuses du tissu cellulaire sous-cutané et inter-musculaire ; dans la glycosurie et dans certaines formes de diabète gras, en connexion intime avec l'obésité, et qui a pour caractère chimiques, indépendamment de la perversion sécrétoire, une absorption d'oxygène moindre et une exhalation d'acide carbonique moindre également que chez l'homme sain.

« Dans tous ces états pathologiques constitutionnels, qui dépendent en premier lieu de troubles digestifs, et dans lesquels la dyspepsie joue probablement un rôle primordial, la frigothérapie mériterait d'être essayée. Rien n'autorise à croire qu'il n'en résulterait pas une certaine amélioration, qui serait, comme dans les autres affections que nous avons signalées, la conséquence d'une exaltation, sous l'influence de la perte de calorique, des fonctions de nutrition et, partant, du système nerveux sympathique, ce grand régulateur de l'activité vitale.

« Si les expériences en cours venaient à confirmer ces vues, le champ d'application de la frigothérapie, aujourd'hui encore bien restreint, s'en trouverait singulièrement agrandi. »

Dr Chossat.

Le second rapport nous a été remis en manuscrit par le docteur Cordes.

En voici la teneur :

« La frigothérapie, ou emploi thérapeutique du froid sec à très basse température, n'est entrée que depuis peu dans la pratique médicale.

« Cette nouvelle méthode de traitement, basée sur l'action excitante qu'exerce sur la calorification centrale et plus particulièrement sur les fonctions digestives le rayonnement de la chaleur obscure à 110° au-dessous de zéro, ainsi qu'on l'observe sur soi-même en se plaçant pendant quelques minutes dans un appareil ou puits frigorifique maintenu au-dessous de moins 11°, constitue, si l'on en juge par les résultats déjà obtenus, un moyen de traitement efficace, malgré la singularité apparente pour diverses maladies fonctionnelles de l'estomac et du système nerveux, et peut-être aussi pour certains troubles morbides liés au ralentissement et à l'insuffisance de la nutrition générale.

» Le principe de cette méthode, qui dérive directement des recherches de M. R. Pictet sur l'influence du rayonnement à basse température sur les phénomènes de la digestion, ayant été vérifié expérimentalement un grand nombre de fois, la première application à la cure des maladies en fut faite en 1894 par M. Pictet lui-même qui eut l'idée de l'employer pour une dyspepsie extrêmement douloureuse dont il souffrait depuis plusieurs années.

» Après quelques séances d'immersion de cinq à huit minutes de durée dans le puits frigorifique — immersions qui n'ont rien de pénible, et qui, si l'on prend les précautions nécessaires, peuvent être prolongées sans inconvénient pendant vingt à vingt-cinq minutes — la guérison fut complète et définitive.

» Depuis lors, en 1896, de nouvelles applications thérapeutiques, une centaine, ont été pratiquées dans le laboratoire du savant professeur pour des cas d'asthénie nerveuse, de neurasthénie par épuisement, de névroses douloureuses de l'estomac, de dyspepsie et d'atonie gastro-intestinale sans lésions organiques.

» Les résultats obtenus, conformes en général à ceux déjà annoncés par M. Pictet, peuvent être considérés comme très encourageants, surtout si l'on veut bien tenir compte des conditions défavorables comme installation, confort matériel et variations incessantes des intensités frigorifiques dans lesquelles les observations ont dû être faites. Aussi, tout en attendant que les résultats qui seront fournis par de nouvelles recherches permettent de porter un jugement motivé sur la valeur scientifique du nouveau mode de traitement, on ne saurait hésiter à en recommander l'essai, sous un contrôle médical sérieux, non seulement dans les affections nerveuses et fonctionnelles précitées, mais encore, tout au moins comme médication adjuvante, peut-être très efficace, dans les dyscrasies liées à un ralentissement dû à un vice de la nutrition et aboutissant en fin de compte à une insuffisance ou à la paresse des échanges intra-cellulaires et à une diminution des oxydations telles qu'on les rencontre dans les chloroses, l'obésité, la glycosurie et dans certaines formes de diabète.

» A l'égard de tous ces états constitutionnels qui paraissent dépendre en premier lieu de troubles digestifs et dans lesquels la dyspepsie joue probablement le rôle primordial, l'on peut, en effet, légitimer et avancer que cette stimulation très active et toute spéciale des fonctions de nutrition et du système nerveux, sympathique régulateur de l'activité vitale, soit qu'on la provoque isolément, soit qu'on l'associe dans le frigorifique même à l'action des courants à haute fréquence dans le soléroïde, donnera d'heureux résultats au point de vue d'une amélioration durable, sinon d'une complète guérison.

» Le champ d'application de la frigothérapie deviendrait ainsi singulièrement vaste. »

Genève, le 22 octobre 1897. Dr CORDES.

Voici enfin le résumé d'une communication faite par M. le Dr Cordes à l'Académie de Médecine de Paris dans sa séance du 26 octobre 1897 :

ACADÉMIE DE MÉDECINE DE PARIS

Séance du 26 Octobre 1897

Communication de M. le Docteur Cordes, sur les résultats de 96 expériences de frigothérapie faites à Genève, pendant l'Exposition nationale Suisse en 1896 :

« L'augmentation moyenne de la température a été de 0°42 et l'accélération du pouls de 12 pulsations par minute en moyenne.

» Les malades n'ont jamais accusé la sensation du froid, sauf une fois où le Dr Cordes a voulu, dans un but expérimental, descendre dans le puits au moment où, les machines ne fonctionnant plus, la température du puits *remontait*. Il a grelotté pendant toute la durée de l'immersion et a éprouvé du malaise et un peu de fièvre le soir.

« La réaction se fait dans le puits de telle sorte que le patient peut — cela a été fait presque constamment — s'immerger dans le puits étant en pleine transpiration.

« Les expérimentateurs ont obtenu des résultats encourageants dans l'ataxie-gastro-intestinale, la dyspepsie, les névroses douloureuses de l'estomac et la neurasthénie.

« Ils croient donc pouvoir conclure que la frigothérapie doit avoir un effet favorable dans les maladies caractérisées par un ralentissement de la nutrition, comme la chlorose, l'anémie, la neurasthénie, le diabète gras, l'obésité, etc.

« Dans ces maladies, en effet, la puissante stimulation produite par le froid intense sur les mutations intra-cellulaires et sur l'oxygénation du sang doit avoir pour effet d'améliorer la nutrition, utilisant d'une façon plus complète les aliments digérés.

(Ces conclusions ont paru dans le *Journal de Médecine de Paris*, 1896, p. 510.)

CHAPITRE VII

RÉSULTATS PHYSIOLOGIQUES
CONSIGNÉS DANS LES EXPÉRIENCES DE GENÈVE

Voici maintenant une série d'analyses d'urines réunies en forme de tableau (*voir page 72*) afin de rendre plus sensibles les profondes modifications dues à l'action des basses températures :

Nous reproduisons à titre de document intéressant, l'attestation suivante :

Genève, le 18 Septembre 1896.

MONSIEUR LE DOCTEUR CORDES,

« Acquiesçant à votre demande, je viens vous rendre compte de ce que j'ai éprouvé après les expériences de descente dans le puits frigorifique.

« J'étais atteint de fréquentes crampes d'estomac avec manque d'appétit.

« A la suite de chaque descente, quelques heures après, j'ai eu un fort appétit, et n'ai plus éprouvé de crampes dès lors.

« Je n'ai fait d'ailleurs que quatre à cinq descentes d'une durée d'environ douze minutes. »

Signé : PRINCE K...
10, rue de Monnetier.

Comme suite aux documents que nous venons de faire

ANALYSES D'URINES

ÉLÉMENTS	M. le Docteur C... — DATES DES EXPÉRIENCES									M. le Prince K .. — DATES DES EXPÉRIENCES					
	16 Juin			26 Juin			1er Juillet			1er Juillet			2 Juillet		
	Avant	Après	Différences	Avant	Après	Différences	Avant	Après	Différences	Avant	Après	Différences	Avant	Après	Différences
Densité........	1021	1069	+0.52	1020	1017	– 003	1030	1025	– 005	»	»	»	»	»	»
Matières dissoutes.....	»	»	»	41gr	35	–6.00	62	52	– 10	»	»	»	»	»	»
Urée...........	17.55	20.00	+2.45	24.80	15.00	–9.00	30	25	– 5	20.25	15.25	–5.00	17.25	10.75	–6.50
Acide urique...	0.455	0.435	–0.02	0.52	0.33	–0.19	0.68	0.54	- 0.14	1.48	0.36	–1.07	3.50	1.07	–2.43
Acide phosphorique...	5.75	3.665	–2.09	4.9	2.1	–2.8	7.00	5.95	-2.05	3.28	1.41	–1.87	3.14	1.00	–2.14
Phosphates.....	9.425	6.875	–2.55	9.1	3.9	–5.2	»	»	»	»	»	»	»	»	»

passer sous les yeux du lecteur, nous croyons devoir indiquer quelques résultats qui, pour n'avoir pas été observés à Genève, n'en sont pas moins très intéressants à noter.

Un jour, dans notre laboratoire de Berlin, un journaliste malade de l'estomac, vint nous demander de descendre dans le puits frigorifique. Il était envoyé par un docteur de Dresde.

Il commença, avec un certain humour, à se moquer un peu de ce nouveau traitement, non pas qu'il le fît méchamment, mais avec une légère causticité qui était sans doute le propre de son caractère de polémiste.

Introduit dans le puits, il dit à plusieurs reprises qu'il n'éprouvait rien, sauf un léger picotement dans les jambes et un peu de froid aux chevilles.

Après sept ou huit minutes d'immersion, comme il déclarait toujours ne rien sentir, il demanda à sortir du puits et reprit aussitôt ses courses : il devait repartir le soir même pour Dresde.

Quelle ne fut pas notre joie, trois ou quatre jours après, de recevoir une lettre de lui, dans laquelle il racontait en termes exaltés l'effet de la réaction de ce bain d'air froid pris dans notre puits.

Il nous écrivait que pendant deux jours, il avait constamment mangé sans parvenir à calmer sa faim; qu'à chaque occasion il mangeait, mangeait encore, et avait toujours faim.

Il rendait hommage à la vérité, nous disait-il, en nous faisant part de l'effet presque miraculeux produit sur lui, et se déclarait, en termes dithyrambiques, un apôtre de la frigothérapie.

Nous n'indiquons cette lettre qu'à titre de mémoire, car le pittoresque des expressions employées ferait une note un peu détonnante dans un travail sérieux comme celui-ci.

A Genève, une foule de personnes descendues dans le puits ont éprouvé après l'immersion une réaction extrêmement agréable, comme celle qui est consécutive à un bain. Cette agréable réaction durait plusieurs heures de suite en causant une stimulation générale.

Nous avons évité, autant que possible, de demander par écrit des témoignages de cette nature, car ils sont trop faciles à obtenir et perdent par leur caractère de banalité tout effet sur les personnes désireuses d'examiner cette nouvelle question avec impartialité.

Nous nous en sommes donc tenu aux données sorties des thermomètres et des sphygmographes et aux résultats de l'analyse des urines, questions de fait qui échappent à tout arbitraire et à toute interprétation bienveillante ou malveillante, laissant par conséquent l'étude du problème sur le vrai terrain choisi pour cette longue étude.

CHAPITRE VIII

CONCLUSIONS TIRÉES DES RÉSULTATS EXPÉRIMENTAUX

Après avoir donné les documents qui précèdent, nous pensons qu'il est nécessaire d'en discuter la portée sous une forme claire, simple et précise.

C'est pour cela que nous avons joint à ce travail toutes les planches qui l'accompagnent; elles nous permettront de dégager aisément les lois physiques qu'on peut indiquer comme répondant aux multiples influences du rayonnement à basse température sur le corps humain.

Ces divers documents s'accordent complètement sur l'effet thérapeutique possible de la frigothérapie sainement employée.

Les courbes graphiques, telle qu'elles sont présentées dans ce mémoire, transcrivent purement et simplement les données numériques des carnets d'observations médicales afin de les rendre plus apparentes et plus facilement appréciables.

La discussion de ces courbes est d'un grand intérêt; elles permettent au lecteur de se rendre immédiatement compte de l'importance de la radiation à basse température.

Nous rappelons que ces courbes représentent sur deux échiquiers les variations de la température du patient pendant l'immersion dans le puits; ces variations sont mesurées en fractions de degré (généralement un dixième), tandis que les abscisses représentent les minutes de séjour (deux minutes par abscisse).

Dans le second échiquier, nous avons représenté les variations concomitantes de la fréquence du pouls : les ordonnées représentent le nombre des pulsations par minutes, et les abscisses sont, comme précédemment, espacées de deux en deux minutes.

Nous pouvons, sans hésiter, formuler la loi suivante :

Plus la température du puits est basse, plus la radiation à basse température agit énergiquement sur l'économie de l'homme et amène dans un temps court une élévation de température notable.

On peut même affirmer qu'on ne connaît aucun médicament certain dans l'arsenal pharmaceutique qui puisse déterminer dans un temps aussi court une élévation de température aussi considérable.

Ce fait est tellement intéressant, démontré comme il l'est par les méthodes graphiques, que nous attirons particulièrement sur lui l'attention des physiologistes.

Pour bien mettre en lumière cette loi, il est nécessaire de faire un triage des 96 cas que nous avons représentés en courbes graphiques.

Nous les partageons en deux groupes distincts :

a) Les courbes que l'on peut appeler normales, dans lesquelles la température s'élève toujours rapidement dès le commencement de l'immersion, et où la température finale est supérieure à la température initiale.

Nous prenons donc l'élévation de température comme un caractère particulier aux opérations frigothérapiques.

Dans cette première catégorie, on remarque ordinairement une accélération du pouls, concomitante à l'élévation de température. C'est même la grande majorité des cas.

b) La seconde catégorie des courbes correspond aux cas

où la température finale est inférieure à la température primitive.

Cet abaissement de température est quelquefois associé à une accélération du pouls et d'autres fois, plus fréquemment, à un ralentissement.

Disons immédiatement que la première catégorie représente, sur 96 observations totales, 89 observations normales ; 7 seulement indiquant un abaissement de température rentrent ainsi dans la seconde catégorie.

Sur les 89 observations normales, 54 enregistrent une élévation simultanée du pouls et de la température ; 5 observations du pouls manquent, ce qui laisse un total de 49 cas où le pouls reste stationnaire ou faiblit, alors que la température s'élève dès l'introduction dans le puits.

Sur ces 49 observations dans lesquelles le pouls reste stationnaire ou faiblit, trois ou quatre seulement montrent un pouls constant, non influencé ni par l'immersion ni par l'élévation de température. La plupart des autres cas marquent d'abord un abaissement dans la valeur du pouls, puis, après quelques minutes, une reprise de l'activité cardiaque qui retrouve quelques fois même son énergie et sa rapidité premières.

En somme, chez tous les patients soumis à la frigothérapie, on a observé des modifications de température atteignant parfois plus d'un degré et dont la moyenne dépasse un demi-degré.

Si l'on se remémore qu'une calorie est la quantité de chaleur nécessaire pour élever d'un degré un kilogramme d'eau, on peut estimer la quantité de chaleur à fournir pour élever la température du corps humain de plus d'un demidegré dans l'espace de trois à quatre minutes à 35 à 40 calories.

Cette quantité de chaleur est énorme. Elle se produit presque instantanément par une combustion intérieure plus rapide et par la fixation plus active dans l'organisme des produits de l'alimentation.

A ce titre, les analyses d'urines sont frappantes par les chiffres qu'elles révèlent.

Afin d'appuyer spécialement sur ce point, nous pouvons suivre avec intérêt toute une série de courbes qui montrent les vagues caractéristiques des actions et réactions qui se passent dans l'intérieur des organismes vivants.

Les expériences 2, 3, 4, 6, 9, 10, 12, 13, 30, 31, 40, 42, 43, 49, 51, 56, 57, 58, 59, etc., etc., sont d'un type où l'on voit nettement l'effort produit par la radiation à basse température : l'arrêt, puis la reprise des mêmes phénomènes.

Un très petit nombre de cas ont donné des courbes qui semblent représenter des effets théoriques parfaits, où l'élévation de la température et du pouls suit une marche ascendante absolument régulière.

La courde 23 est à ce titre des plus intéressantes.

De même les courbes 35, 45, 48, 55, etc., etc.

Ces courbes exceptionnelles montrent une action tellement parallèle sur la température et la circulation qu'il est impossible de douter de la prodigieuse activité de la radiation froide sur le corps humain.

Parmi les cas anormaux, nous n'en trouvons qu'un seul (le 19e) dans lequel la température et le pouls se trouvent tous deux plus bas à la fin de l'expérience qu'au début.

Dans cette expérience, qui n'a duré que huit minutes, on remarque que la température, après avoir baissé assez rapidement d'un dixième de degré dans les deux premières minutes, tend à se maintenir et même, au dernier moment, à remonter.

Le pouls fait exactement la même chose. Il s'abaisse rapidement de 96 pulsations à 80 dans les quatre premières minutes, puis la réaction intervient et le malade sort du puits à la fin de la huitième minute, le pouls étant remonté à 84 pulsations.

Ajoutons que le malade très souffrant d'une gastralgie depuis bien des années est rentré huit jours après dans le puits frigorique et que, dans cette deuxième expérience, après une amélioration réelle de son état, les réactions se sont manifestées immédiatement, le pouls s'élevant de 84 au début à 96 pulsations en dix minutes et la température de 36°2 à 36·6 dans le même temps.

Dans les autres cas, bien que la température ait baissé, le pouls s'est élevé.

Dans la courbe 25 le pouls s'est abaissé et se trouve plus lent à la fin qu'au début ; mais la température ne s'est pas abaissée sensiblement.

Dans les six autres, le pouls est toujours en élévation ; donc même lorsque la température générale ne s'élève pas, le pouls augmente de fréquence.

En parcourant le tracé de toutes les courbes, on voit dans certains cas pendant les trois premières minutes un abaissement de température et un abaissement du pouls, mais subitement la réaction se produit, la température se relève avec rapidité et le pouls fait de même.

L'inverse s'observe aussi : après une rapide élévation la température redescend et le pouls s'abaisse parfois plus vite et relativement plus que la température.

Les maxima sont intéressants à fixer, car ils servent d'éléments démonstratifs de l'extraordinaire rapidité avec laquelle la nature obvie au danger que court l'organisme et répare les pertes subies.

La courbe 2 montre une élévation de température de 1,2 degré en dix minutes. Le pouls s'est élevé de 100 à 108 pulsations en deux minutes.

La courbe 14 constate dans l'espace d'une minute une élévation de température dépassant un degré. *C'est peut-être l'élévation de température la plus colossale qu'on ait pu observer sur le corps humain sous une influence purement physiologique*, et elle s'est effectuée contrairement à toutes les probabilités qui logiquement dérivent du milieu dans lequel se trouvait le patient, le puits frigorifique dans lequel il était plongé se trouvant à une température de 105 degrés au-dessous de zéro, soit de 141°,2 au-dessous de la température centrale du malade.

Pendant les dix minutes qu'a duré l'immersion, le pouls est descendu en deux minutes de 72 à 64 pulsations pour remonter presque immédiatement à sa valeur de départ.

Le choc produit sur l'organisme par le rayonnement à basse température se manifeste dans cette expérience avec une étonnante précision.

Dans la courbe 90, on voit la température du corps s'élever en dix minutes de près d'un degré sept dixièmes, ce qui représente la production d'environ 100 calories, dues uniquement à la combustion intérieure de l'organisme et à la production de la chaleur animale par des moyens qui nous échappent encore.

De tels maxima sont rares, mais ont été constatés en nombre suffisant pour démontrer la puissance de la réaction chez certaines natures plus sensibles que d'autres à la radiation à basse température.

Nous prions le lecteur de vouloir bien rapprocher les courbes :

55 à 63;
72, 73, 74;
92, 93, 95, etc.

que nous groupons ici en séries dont chacune concerne le même malade.

Il distinguera immédiatement l'action toujours semblable de la frigothérapie sur la même personne : la réaction est de même nature et souvent même de pareille intensité.

Ce point est très important, car il montre bien la valeur thérapeutique de la radiation à basse température.

Ce groupement de courbes correspondant au même malade montre qu'à plusieurs jours de distance, à des heures souvent différentes et alors que ces courbes ont été établies d'après des notes prises par des personnes différentes, montre, disons-nous, la régularité des réactions, indépendamment des personnes qui soignent les malades et des moyens les plus variés avec lesquels les enregistrements ont été faits.

Ces courbes sont des démonstrations irréfutables de l'action profonde sur l'organisme des ondulations calorifiques à basse température.

Jamais nous n'avons trouvé après le traitement un état de santé qui pût rendre l'immersion inquiétante soit par ses suites, soit par l'action directe et immédiate que le malade avait éprouvée pendant les quelques minutes passées sous l'influence de la radiation dans le puits.

Au contraire, la plupart se sont trouvés dans une situation d'esprit et de santé agréables ; ils éprouvaient une réaction franchement bienfaisante qui les accompagnait plusieurs heures dans la journée.

Lorsque l'immersion dépassait huit à dix minutes, quelques fourmillements dans les jambes apparaissaient assez fréquemment, et incitaient le patient à la marche et au mouvement musculaire.

Jamais nous n'avons constaté ni syncope, ni maux de tête, ni arrêt dans la digestion, ni aucune suite ressemblant à l'action d'un bain froid pris au milieu de la journée pendant la digestion.

Quant aux résultats, entre bien d'autres, nous citerons M. le Dr Cordes qui souffrait d'une bronchite chronique et qui a trouvé, après quelques descentes dans le puits, une amélioration réelle de son état général. Il se plaisait à parler de ces réactions et de la sensation exquise de bien-être ressentie après chaque descente.

D'une façon générale, la plupart des personnes traitées dans le puits ont éprouvé une stimulation de l'appétit et une augmentation de leur faculté assimilatrice, effets ne s'arrêtant point à la sortie, mais se prolongeant assez longtemps après l'immersion.

Nous avons eu le bonheur de voir, après six à huit descentes dans le puits, la guérison radicale d'une dyspepsie qui durait depuis plus de quinze ans et avait résisté à tous les traitements : eaux de Vichy et de Carlsbad, lavages d'estomac, etc.

La discrétion nous empêche d'appuyer sur cette guérison des plus remarquables, qui fait le pendant de la mienne. Peut-être même est-elle plus complète, la gravité du mal ayant été plus grande ; mais nous avons cru de notre devoir de supprimer de ce travail tout ce qui de près ou de loin pourrait avoir l'air d'une réclame.

Nous n'avons inscrit que des faits scientifiques dûment constatés, en ne cherchant en aucune façon des attestations écrites des malades traités.

Nous rassemblons tous ces documents et nous ne croirons de notre devoir de les mettre au jour que lorsqu'un grand nombre d'expériences, poursuivies pendant un ou deux ans, auront confirmé les heureux résultats que ces débuts nous permettent de considérer comme à peu près certains.

ANALYSES D'URINES

Pour les analyses d'urines, on constate des changements extrêmement intéressants et rapides, semblables à ceux constatés plus haut pour la température et la fréquence du pouls.

Par le tableau que nous avons donné précédemment (*page* 72) on voit qu'en analysant l'urine avant l'immersion on trouve une dose de phosphates et d'acide phosphorique sensiblement plus grande que celle constatée chez le même individu après l'immersion.

Rappelons quelques chiffres :

M. C... avant l'immersion, indique 5 gr. 75 d'acide phosphorique ; après l'immersion, il ne donne plus que 3 gr. 665. La différence, 2 gr. 95 représente près de 40 0/0.

Pour les phosphates, on les voit tomber de 9 gr. 425 avant l'immersion, à 6 gr. 875 après l'immersion.

Dans une autre expérience, l'effet du rayonnement à basse température est encore plus considérable : les phosphates atteignaient 9 gr. 1 avant l'immersion; de suite après, l'urine n'en contenait plus que 3 gr. 9, soit une différence de 5 gr. 9. *Diminution de plus de la moitié.*

Pour l'acide phosphorique, dosé à 4 gr. 9 au départ, il n'est plus que 2 gr. 1 ; *la diminution dépasse ici encore la moitié.*

Les matières dissoutes sont avant l'immersion de 63 gr. 3 par litre. Après l'immersion, on n'en trouve plus que 52 grammes, *soit une diminution de 11 gr. 3 sous l'influence des basses températures.*

L'acide urique et les urates subissent des diminutions analogues à celles que nous venons d'indiquer.

Chez un autre patient, celui qui a été guéri d'une dyspepsie de quinze années, *les analyses d'urines faites à trois reprises donnent des chiffres tout à fait semblables.*

On voit que l'acide urique qui avant l'immersion était de 1 gr. 43 tombe à 0 gr. 33 après l'immersion. L'acide phosphorique, de 3 gr. 28 s'abaisse à une teneur de 1 gr. 41. Enfin, l'urée descend de 20 gr. 25 à 15 gr. 25.

Dans une seconde série, l'acide urique tombe de 3 gr. 5 à 1 gr. 1; l'acide phosphorique, de 3 gr. 14 à 1 gr. 1 et l'urée de 17 gr. 25 à 10 gr. 75.

Toutes les observations prouvent donc que sous l'influence de la déperdition de chaleur due au rayonnement à basse température, les fonctions vitales protègent l'individu contre cette cause subite qui amènerait la mort par refroidissement.

L'excitation énergique des fonctions de nutrition fixe avec une telle vitesse les principes actifs du sang que les reins ne sécrètent plus qu'une faible partie des produits qu'ils éliminent d'habitude.

La nutrition est meilleure; tout l'organisme a reçu comme un coup de fouet d'une extraordinaire énergie dont l'effet se répercute dans la profondeur de tous les tissus.

Il est, par conséquent, hors de doute que l'alimentation d'un corps débilité peut recevoir, par l'application rationnelle de la frigothérapie une excitation profonde qui s'adresse au centre même des organes *et qui agit par des moyens qu'aucun médicament connu à ce jour ne saurait égaler.*

L'action est spécifique, caractérisée par la nécessité où se trouve l'être physiologique de réparer une perte de chaleur qu'aucun indice extérieur ne lui révèle.

L'émoi physiologique qui en résulte est d'autant plus sérieux et plus grave que l'organisme ne s'est jamais trouvé auparavant en passe d'éprouver ce phénomène dangereux : la déperdition de chaleur non révélée par un refroidissement extérieur de la peau.

C'est certainement à cet effet qu'est due l'énergie colossale de la réaction qui en est la conséquence.

Cette conclusion découle naturellement de l'ensemble des faits que nous avons exposés dans les pages qui précèdent : *élévation subite de la température, augmentation presque constante de la fréquence du pouls et modification profonde de la composition des urines sous l'action des radiations à basse température.*

Rappelons un fait fort intéressant qui s'est affirmé au

cours de descentes successives de la même personne dans le puits : c'est que, pour un malade donné, les effets produits ont été en général parfaitement semblables et rythmés de telle sorte qu'ils sont représentés par des courbes analogues.

On peut donc en déduire que le rayonnement à basse température agit sur la même personne suivant un processus invariable et se manifeste par des phénomènes physiologiques de même ordre.

Ce fait est essentiel, car il établit d'une manière certaine l'influence du rayonnement à basse température et démontre la rapidité extraordinaire avec laquelle cette influence se fait sentir.

CONCLUSIONS

Il me paraît inutile, à la fin de cette étude, de résumer d'une façon précise les résultats qui se dégagent de ces documents théoriques et expérimentaux, dus à l'obligeance amicale de MM. les Drs Cordes et Chossat, au concours de nombreux hommes de science et de malades, ainsi qu'à des observations qu'on n'oserait pas entreprendre dans les cliniques particulières et en traitement normal.

Nous avons donc pu fixer l'influence du rayonnement à basse température sur les trois fonctions les plus importantes de l'être vivant : respiration, circulation, sécrétion des urines.

1° Sur la fonction de respiration, représentée aussi bien par la rapidité et l'intensité de l'aspiration de l'air que par la respiration interne qui consiste dans le travail encore mal connu de la fixation de l'oxygène dans l'intérieur des tissus, laquelle détermine la chaleur animale.

2° Nous avons pu préciser l'influence de la radiation sur la circulation par l'élévation parallèle du pouls, quelquefois par sa diminution ou ses fluctuations concomitantes.

3° Enfin, nous avons pu étudier, immédiatement avant et après les expériences, l'influence de la radiation à basse température sur la sécrétion des urines et leur composition chimique.

Nous avons pu suivre plusieurs malades après le traitement et constater l'effet physiologique produit.

Certaines conséquences se reproduisent d'une façon générale et se manifestent chaque fois que l'on soumet un animal — en particulier l'homme considéré comme animal à sang chaud — à l'influence du rayonnement à très basse température dans un puits frigorifique maintenu de 100° à 110° au-dessous de zéro :

I. — Une élévation de température presque immédiate se manifeste. Cette élévation peut atteindre un degré et quelques fois même davantage, mais elle est rarement inférieure à un demi-degré et le produit dans les cinq à six premières minutes qui suivent l'introduction daus le puits.

II. — Si au premier abord un abaissement de température se fait sentir, généralement la courbe se relève au bout de deux à trois minutes, indiquant ainsi que suivant les individus la réaction peut être plus lente à se manifester.

III. — Presque simultanément avec l'élévation de température, on remarque chez la plupart des patients une élévation de la fréquence et de la puissance du pouls.

Les variations du pouls sont moins persistantes que celles de la température. La forme mouvementée des courbes représentant le nombre des pulsations montre que l'augmentation de la fréquence est un élément plus éphémère que l'élévation de la température.

Parfois, une élévation de la température est accompagnée d'une diminution du nombre des pulsations.

J'ai la pensée que le volume et la poussée du sang en circulation ne sont pas moindres pour cela, mais que dans ces cas anormaux, l'organe du cœur remplace l'augmentation de la fréquence par une plus grande amplitude des mouvements de systole et de diastole.

Dans tous les cas expérimentés, la fixation presque immédiate des principes solides dissous dans l'urine est un fait général. La teneur en phosphates et en acide phosphorique se trouve réduite en quelques instants à la moitié de sa valeur primitive.

L'analyse des urines prouve que les phénomènes d'absorption et d'assimilation subissent sous l'influence des basses températures un coutre-coup immédiat et profond qu'on ne saurait comparer à l'action d'aucune autre méthode thérapeutique.

Tels sont, d'après nous, les caractères essentiels qui découlent de l'examen attentif et expérimental de l'action des basses températures sur le corps humain.

Il semble que l'être inconscient physiologique appelé dans l'organisme des êtres vivants à les protéger contre les influences perturbatrices extérieures, soit pris au dépourvu en constatant cette déperdition de chaleur émanant de la profondeur des tissus sans que la peau se trouve intéressée dans le phénomène.

L'absence des indications cutanées est un fait si anormal que l'individu physiologique cherche par une intensité nouvelle des fonctions nutritives et respiratoires à parer à cette perte de chaleur qui aboutirait fatalement à la mort.

C'est à cette activité qu'il faut attribuer l'énergie défensive inconsciente de la réaction dans les phénomènes d'assimilation, de respiration et de circulation.

On peut donc affirmer, sans erreur possible, que les maladies dans lesquelles on cherche à rétablir une assimilation plus puissante, trouveront une amélioration certaine dans l'application rationnelle du rayonnement à basse température.

Nous pensons, par conséquent, que ce traitement sera favorable lorsqu'il s'agira de stimuler les fonctions digestives de l'estomac et des intestins; l'application en sera à propos aussi dans toutes les affections caractérisées par un ralentissement dans les phénomènes de circulation ainsi que dans les cas de sécrétion anormale de l'urine.

L'état actuel de l'étude des phénomènes de la frigothérapie ne nous permet pas encore de donner d'autres affirmations.

Raoul PICTET.

APPENDICE

Nous avions déjà terminé la rédaction de ce travail lorsque nous avons reçu, en confirmation de nos dires, une intéressante notice dont nous croyons devoir extraire quelques passages.

M. le Dr Ribard, de l'hôpital Boucicaut, à Paris, après être venu à Genève visiter notre installation frigothérapique pendant l'Exposition nationale suisse de 1896 et avoir eu de nombreux entretiens avec nous, s'est occupé d'une manière fort judicieuse à appliquer le rayonnement à basse température pour le traitement des phtisiques et des neurasthéniques dont il fallait stimuler à tout prix les fonctions nutritives.

M. le Dr Ribard, n'ayant pas à sa disposition le matériel coûteux que nous avions installé dans notre pavillon, mais se rendant parfaitement compte de l'action des grands froids sur l'organisme humain, tenta de reproduire partiellement nos expériences, en employant l'acide carbonique solide, soit mélangé au chlorure de méthyle, soit pur, en applications sur la peau protégée par une certaine épaisseur de ouate. Dans ces conditions, le rayonnement enlevait suffisamment de chaleur aux organes internes pour provoquer une salutaire réaction.

Nous reproduisons ici, à titre de renseignements, quelques-unes de ses observations, telles qu'elles sont consignées dans les *Bulletins et Mémoires de la Société des hôpitaux de Paris* (séance du 18 mars 1898).

Observation II.— Mlle Car. D....., employée de commerce, quarante ans, taille 1[m]69, poids 60 kilogrammes (poids moyen normal 67 kilogrammes). A eu plusieurs hémoptysies successives et abondantes, dont la première remonte à cinq ans. Tuberculose cavitaire des deux poumons. Depuis longtemps l'appétit est nul; mais comme elle a su que les applications de neige carbonique avaient fait grand bien à sa sœur, elle désire se soumettre à ce traitement. La crymothérapie locale est faite pendant huit jours, puis nous la cessons pour la reprendre de huit en huit jours.

La malade mange très bien pendant les applications de neige et l'appétit se conserve tout en diminuant progressivement pendant six ou sept jours, moment où nous recommençons le traitement.

La malade est perdue de vue au bout de deux mois.

Observation III.— Mme R..., trente-huit ans, atteinte de dyspepsie d'origine hépatique, a non seulement une anorexie complète, mais des vomissements dès qu'elle absorbe un aliment ou une boisson quelconque. A eu des coliques hépatiques et a fait une saison à Vichy. Aucun médicament n'étant toléré, nous proposons la crymothérapie et, *au bout de deux jours, nous avons la satisfaction de voir les vomissements disparaître, l'appétit revenir et toutes les fonctions s'accomplir normalement. Quatre applications de neige ont suffi pour guérir la malade.*

Observation VII. — Mlle Pr..., institutrice, vingt et un ans, taille 1m51, tuberculose du sommet droit au début. Entrée le 3 décembre 1897.

La malade, neurasthénique et surmenée, ne connaît plus la sensation de la faim depuis plusieurs années, malgré tous les amers, les glycéro-phosphates, etc., etc.

11 *décembre* 1897. Poids, 49 kil. 100 (poids moyen normal, 47 kilogrammes).

13 *décembre*. Application de la neige carbonique.

18 *décembre*. La malade a mangé hier soir de meilleur appétit, c'est-à-dire cinq jours après le début du traitement. Chez cette malade, la durée de l'application de la neige est de quarante minutes.

20 *décembre*. Poids, 49 kil. 950.

30 *décembre*. Sans manger davantage la malade sent la faim et éprouve du plaisir à prendre ses repas. Poids, 49 kil. 600.

31 *décembre*. Cessation du traitement.

7 *janvier* 1898. La malade est prise de la grippe avec maux

de tête très violents, gorge rouge, douleurs dans les cuisses et dans les reins. Température, 39°,6.

10 *janvier*. Il n'y a plus de fièvre, mais il reste une lassitude générale et l'appétit est perdu.

15 *janvier*. Poids, 48 kil. 800. Urée, 20 grammes par litre. Acidité, 1,30.

17 *janvier*. Reprise du traitement.

18 19 *janvier*. L'appétit revient un peu et l'état général est très bon.

24 *janvier*. La malade ne mange pas lorsqu'elle n'a pas de neige.

31 *janvier*. Poids, 48 kil. 700. Urée, 15 grammes par litre. Acidité, 0,98. Perte, 400 grammes; mais si on tient compte de la grippe intercurrente, de ses réserves organiques et de son poids comparativement à sa taille, on peut dire qu'elle possède encore un poids au-dessus de la moyenne.

Nous sommes très reconnaissant à M. le Dr Ribard d'avoir eu la complaisance de nous envoyer son travail, et heureux de l'avoir reçu assez tôt pour en faire part à nos lecteurs, car c'est une confirmation absolue de nos travaux.

R. P.

TABLE DES MATIÈRES

Paris. — Imp. polyglotte Hugonis, 6, rue Martel. [illegible]

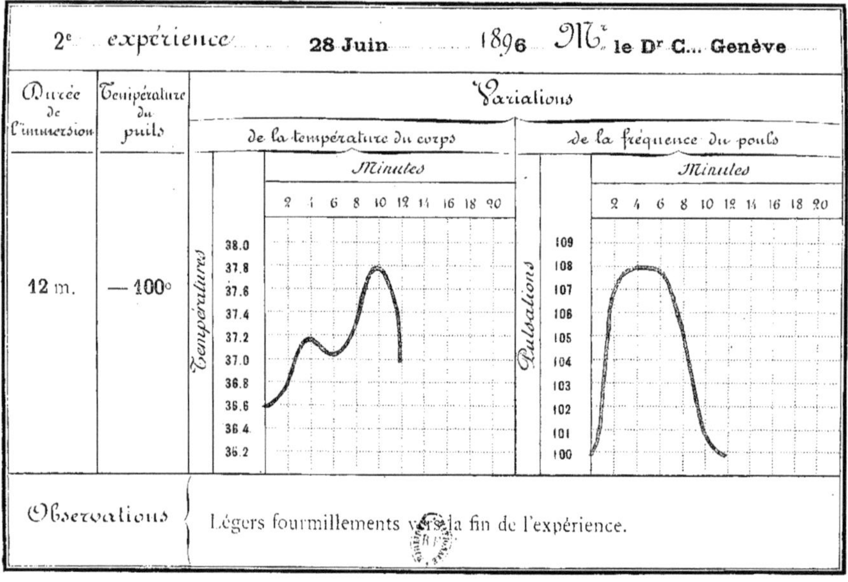

2e expérience 28 Juin 1896 Mr le Dr C... Genève
Durée de l'immersion
Température du puits
Variations
de la température du corps
de la fréquence du pouls
Minutes
2 4 6 8 10 12 14 16 18 20
Températures
38.0
37.8
37.6
37.4
37.2
37.0
36.8
36.6
36.4
36.2
Pulsations
109
108
107
106
105
104
103
102
101
100
12 m.
— 100°
Observations
Légers fourmillements vers la fin de l'expérience.

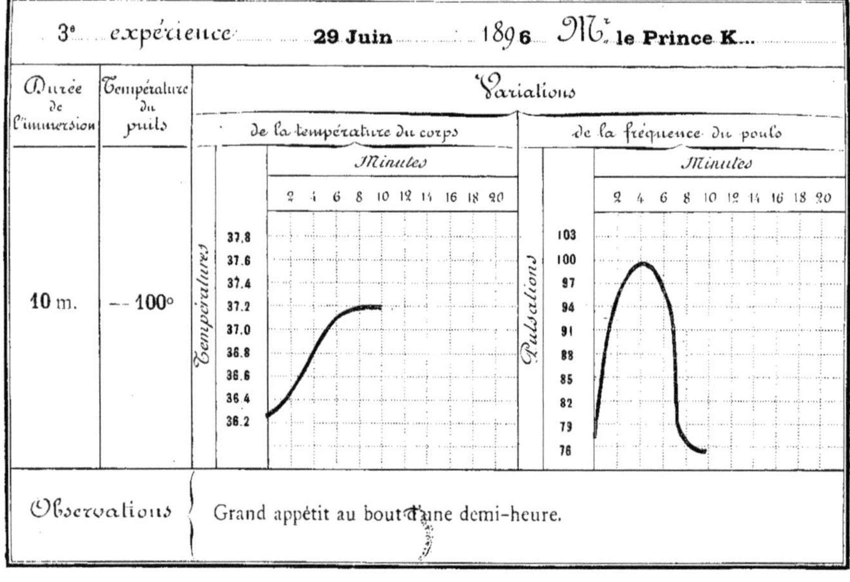
3e expérience 29 Juin 1896 Mr le Prince K...

Durée de l'immersion	Température du puits	Variations de la température du corps	Variations de la fréquence du pouls
10 m.	-- 100°		

Observations: Grand appétit au bout d'une demi-heure.

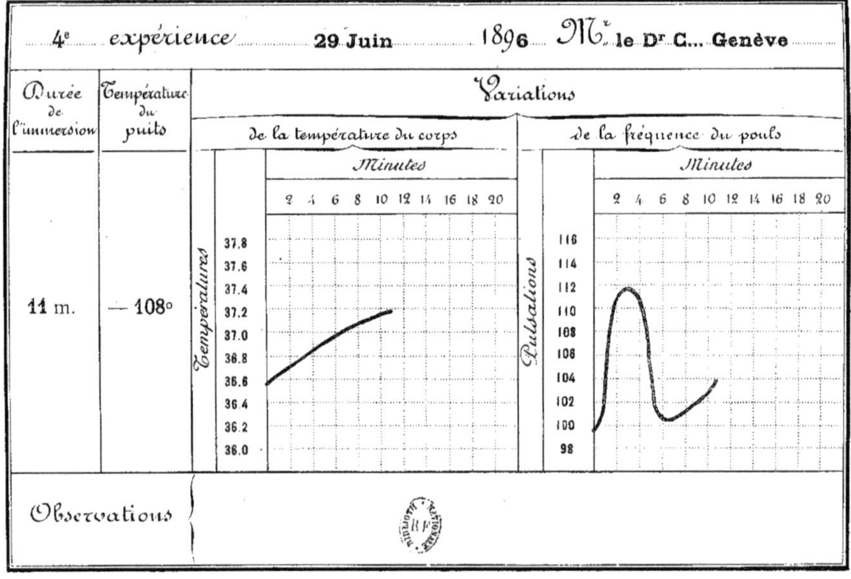

4e expérience 29 Juin 1896 Mr le Dr C... Genève

Durée de l'immersion	Température du puits	Variations de la température du corps	Variations de la fréquence du pouls
11 m.	— 108°		

Observations

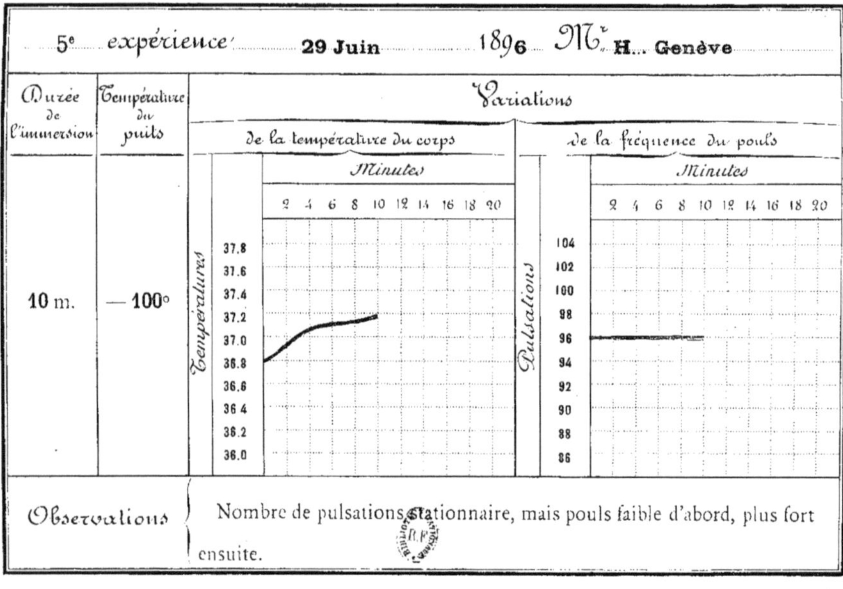

5e expérience 29 Juin 1896 Mr H... Genève

Durée de l'immersion	Température du puits	Variations de la température du corps	Variations de la fréquence du pouls
10 m.	— 100°	Températures 37.8, 37.6, 37.4, 37.2, 37.0, 36.8, 36.6, 36 4, 36.2, 36.0 — Minutes 2, 4, 6, 8, 10, 12, 14, 16, 18, 20	Pulsations 104, 102, 100, 98, 96, 94, 92, 90, 88, 86 — Minutes 2, 4, 6, 8, 10, 12, 14, 16, 18, 20

Observations : Nombre de pulsations stationnaire, mais pouls faible d'abord, plus fort ensuite.

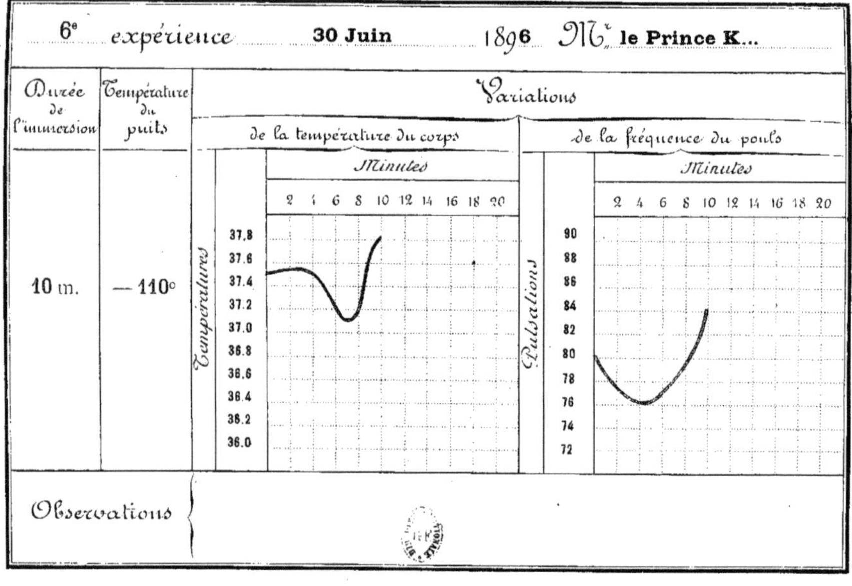
6e expérience 30 Juin 1896 Mr le Prince K...
Durée de l'immersion
Température du puits
Variations
de la température du corps
de la fréquence du pouls
Minutes
2 4 6 8 10 12 14 16 18 20
Températures
37.8
37.6
37.4
37.2
37.0
36.8
36.6
36.4
36.2
36.0
Pulsations
90
88
86
84
82
80
78
76
74
72
10 m.
— 110°
Observations

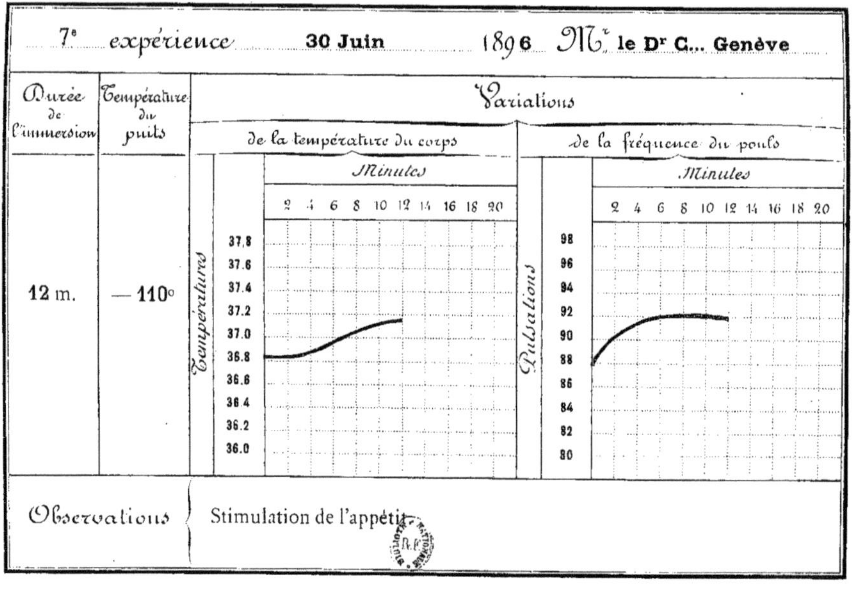

7e expérience 30 Juin 1896 Mr le Dr C... Genève

Durée de l'immersion	Température du puits	Variations de la température du corps	Variations de la fréquence du pouls
12 m.	— 110°	Températures (Minutes 2 4 6 8 10 12 14 16 18 20; 37.8, 37.6, 37.4, 37.2, 37.0, 36.8, 36.6, 36.4, 36.2, 36.0)	Pulsations (Minutes 2 4 6 8 10 12 14 16 18 20; 98, 96, 94, 92, 90, 88, 86, 84, 82, 80)

Observations : Stimulation de l'appétit.

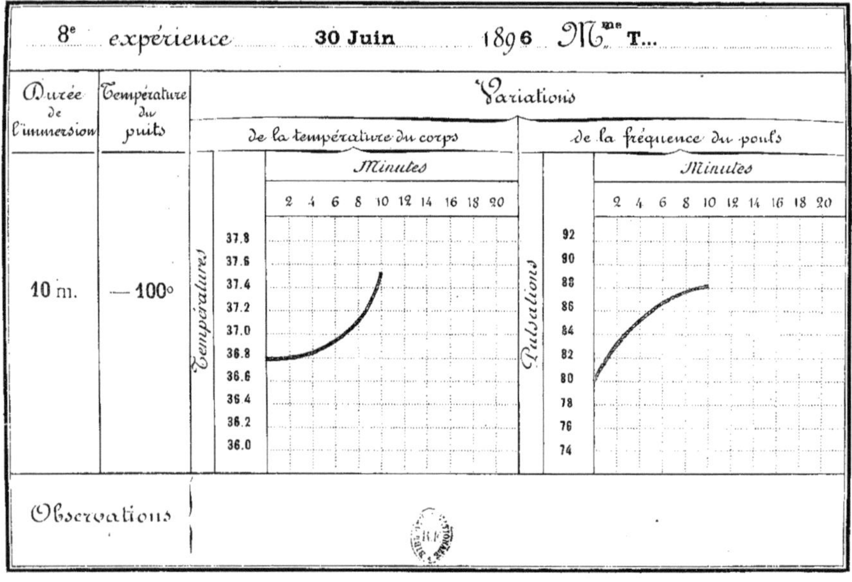
8e expérience 30 Juin 1896 Mme T...
Durée de l'immersion
Température du puits
Variations
de la température du corps
de la fréquence du pouls
Minutes
2 4 6 8 10 12 14 16 18 20
Températures
37.8 37.6 37.4 37.2 37.0 36.8 36.6 36.4 36.2 36.0
Minutes
2 4 6 8 10 12 14 16 18 20
Pulsations
92 90 88 86 84 82 80 78 76 74
10 m.
— 100°
Observations

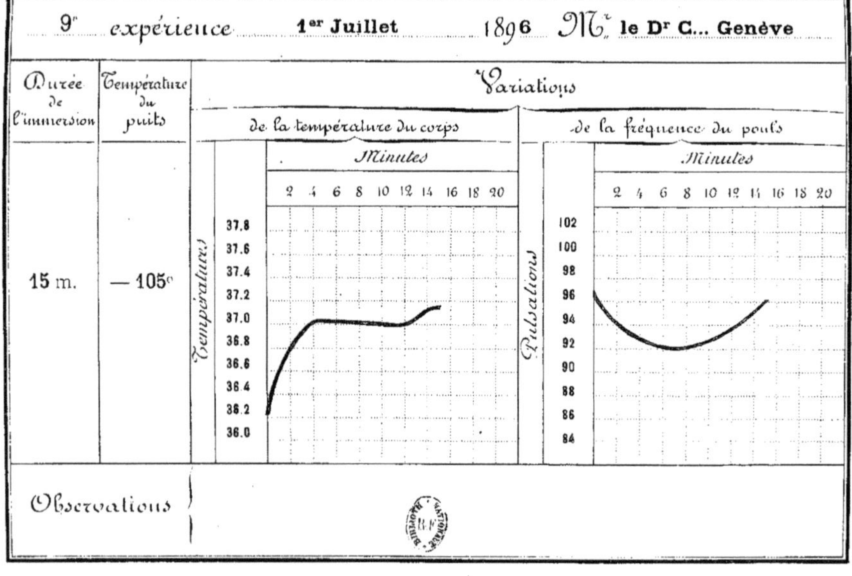

9e expérience 1er Juillet 1896 Mr le Dr C... Genève

Durée de l'immersion	Température du puits	Variations de la température du corps	Variations de la fréquence du pouls
15 m.	— 105°	Températures (36.0 – 37.8) / Minutes (2 – 20)	Pulsations (84 – 102) / Minutes (2 – 20)

Observations

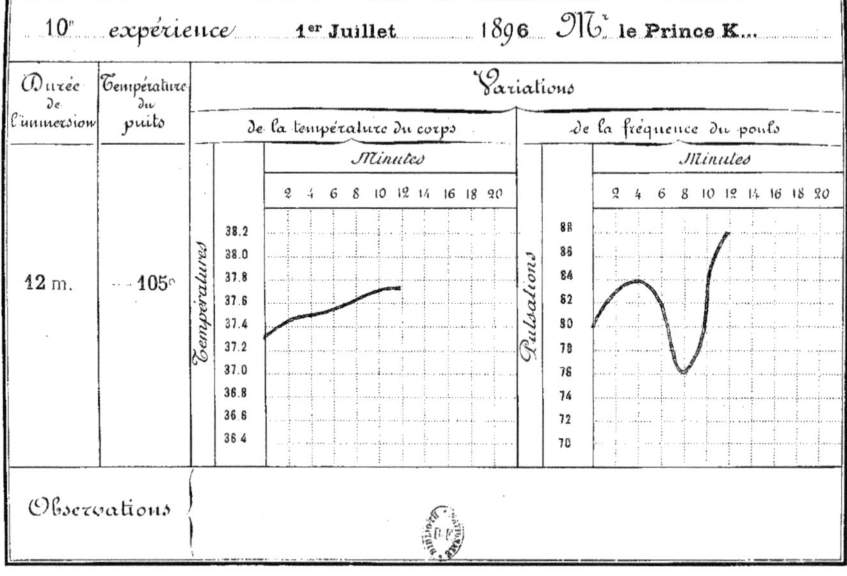
10e expérience 1er Juillet 1896 Mr le Prince K...
Durée de l'immersion
Température du puits
Variations
de la température du corps
de la fréquence du pouls
Minutes
2 4 6 8 10 12 14 16 18 20
Températures
38.2 38.0 37.8 37.6 37.4 37.2 37.0 36.8 36.6 36.4
Pulsations
88 86 84 82 80 78 76 74 72 70
12 m.
105°
Observations

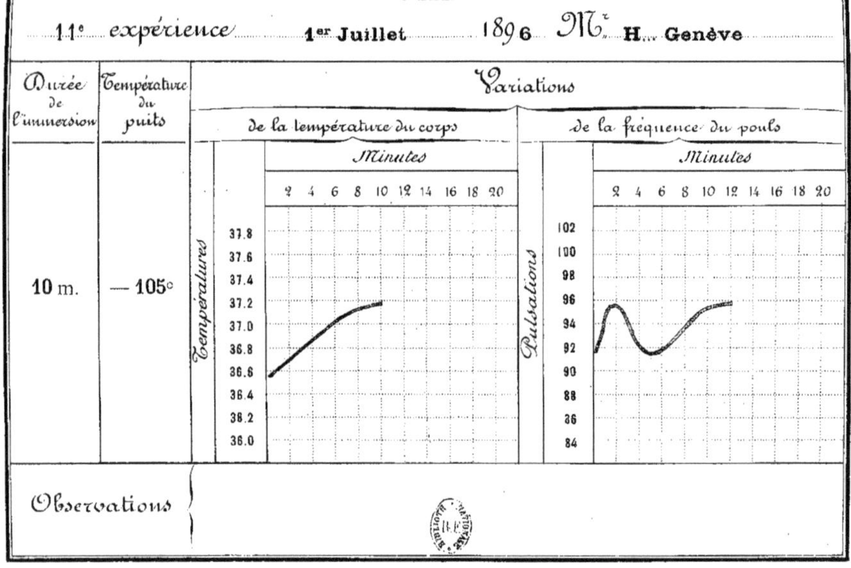
11e expérience 1er Juillet 1896 Mr H... Genève
Durée de l'immersion
Température du puits
Variations
de la température du corps
de la fréquence du pouls
Minutes
2 4 6 8 10 12 14 16 18 20
Températures
37.8
37.6
37.4
37.2
37.0
36.8
36.6
36.4
36.2
36.0
Pulsations
102
100
98
96
94
92
90
88
86
84
10 m.
— 105°
Observations

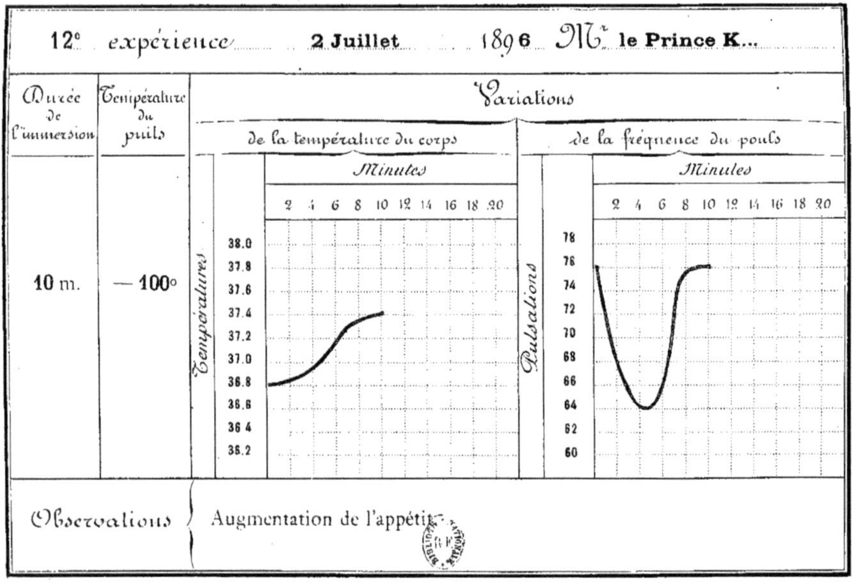
12e expérience 2 Juillet 1896 Mr le Prince K...
Durée de l'immersion
Température du puits
Variations
de la température du corps
de la fréquence du pouls
Minutes
2 4 6 8 10 12 14 16 18 20
Minutes
2 4 6 8 10 12 14 16 18 20
Températures
38.0
37.8
37.6
37.4
37.2
37.0
36.8
36.6
36 4
36.2
Pulsations
78
76
74
72
70
68
66
64
62
60
10 m.
— 100°
Observations
Augmentation de l'appétit.

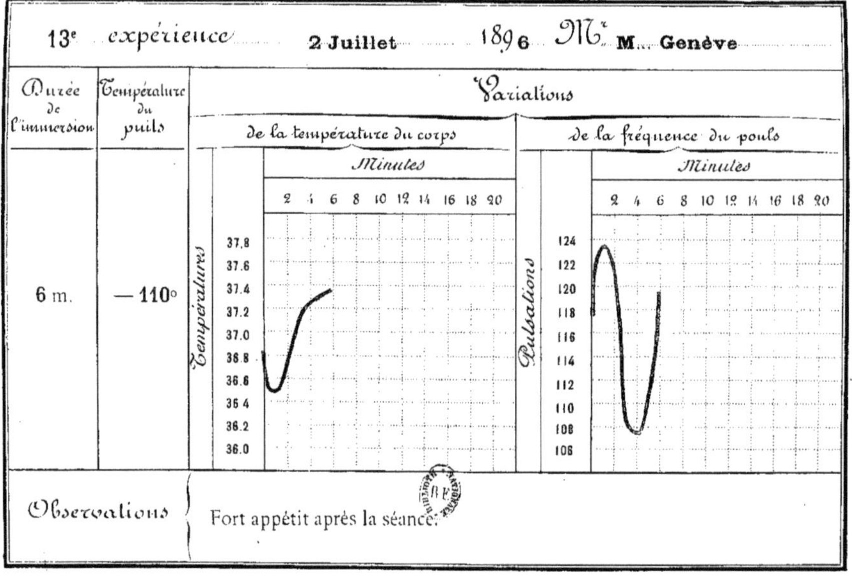

13e expérience 2 Juillet 1896 Mr M... Genève

Durée de l'immersion	Température du puits	Variations de la température du corps	Variations de la fréquence du pouls
		Minutes: 2 4 6 8 10 12 14 16 18 20	Minutes: 2 4 6 8 10 12 14 16 18 20
		Températures: 37.8 37.6 37.4 37.2 37.0 36.8 36.6 36.4 36.2 36.0	Pulsations: 124 122 120 118 116 114 112 110 108 106
6 m.	— 110°		

Observations: Fort appétit après la séance.

14e expérience 2 Juillet 1896 Mr le Dr A... Genève

Durée de l'immersion	Température du puits	Variations	
		de la température du corps	de la fréquence du pouls
6 m.	— 105°	Températures / Minutes	Pulsations / Minutes

Variations de la température du corps

Minutes: 2 4 6 8 10 12 14 16 18 20

Températures: 37.8, 37.6, 37.4, 37.2, 37.0, 36.8, 36.6, 36.4, 36.2, 36.0

Variations de la fréquence du pouls

Minutes: 2 4 6 8 10 12 14 16 18 20

Pulsations: 78, 76, 74, 72, 70, 68, 66, 64, 62, 60

Observations

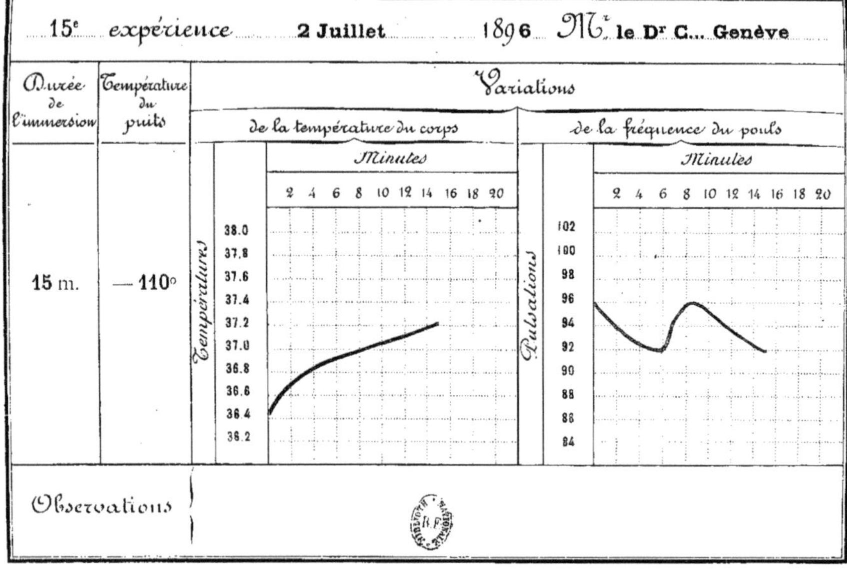
15e expérience 2 Juillet 1896 Mr le Dr C... Genève
Durée de l'immersion
Température du puits
Variations
de la température du corps
de la fréquence du pouls
Minutes
2 4 6 8 10 12 14 16 18 20
Températures
38.0
37.8
37.6
37.4
37.2
37.0
36.8
36.6
36.4
36.2
Pulsations
102
100
98
96
94
92
90
88
86
84
15 m.
— 110°
Observations

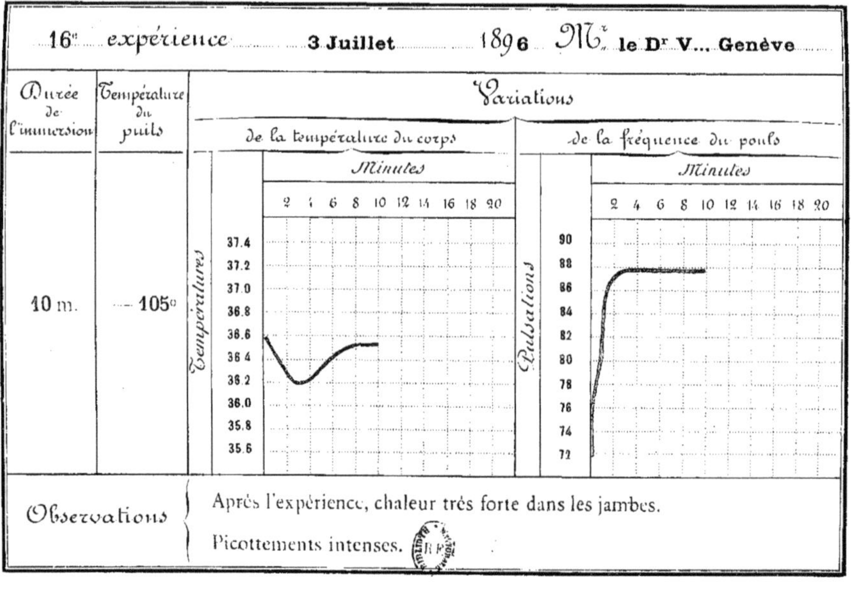

16e expérience 3 Juillet 1896 Mr le Dr V... Genève

Durée de l'immersion	Température du puits	Variations de la température du corps	Variations de la fréquence du pouls
10 m.	— 105°		

Observations : Après l'expérience, chaleur très forte dans les jambes. Picottements intenses.

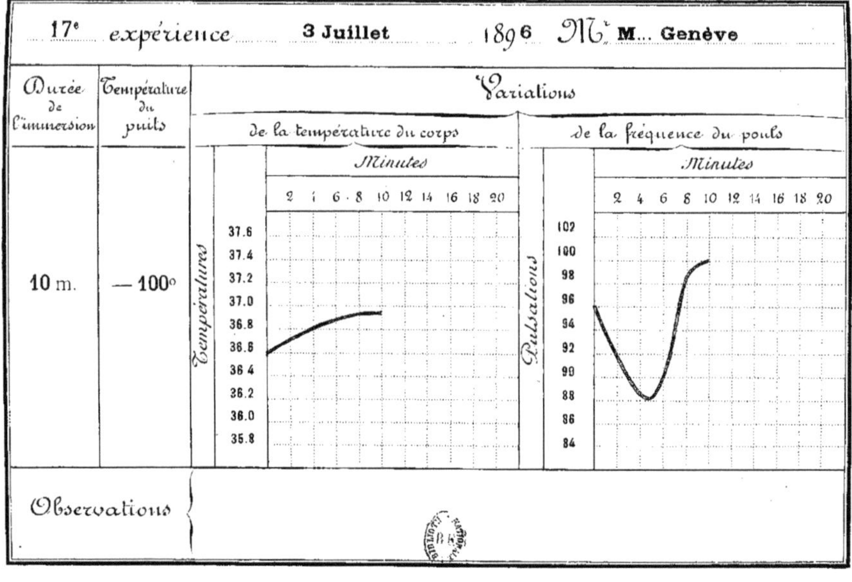

17e expérience 3 Juillet 1896 Mr M... Genève
Durée de l'immersion
Température du puits
Variations
de la température du corps
de la fréquence du pouls
Minutes
Minutes
2 4 6 8 10 12 14 16 18 20
2 4 6 8 10 12 14 16 18 20
Températures
37.6 37.4 37.2 37.0 36.8 36.6 36.4 36.2 36.0 35.8
Pulsations
102 100 98 96 94 92 90 88 86 84
10 m.
— 100°
Observations

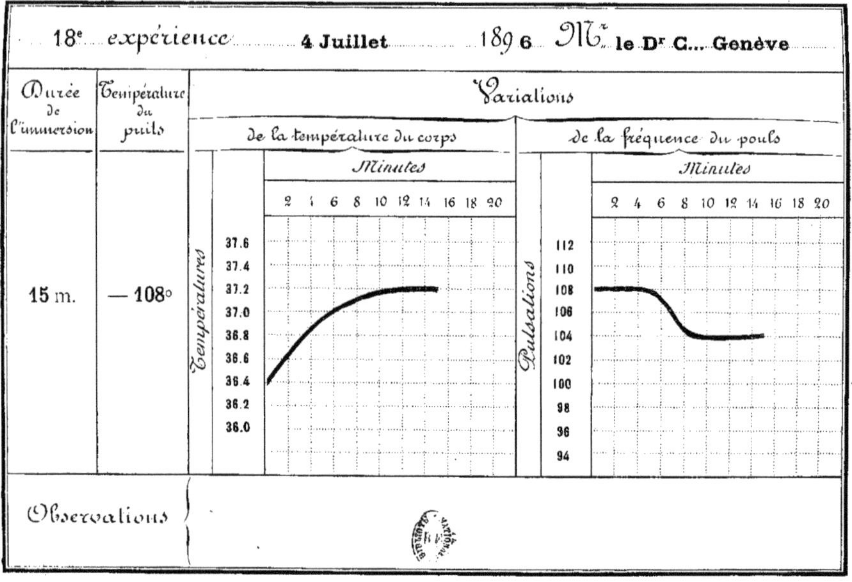

18e expérience 4 Juillet 1896 Mr le Dr C... Genève
Durée de l'immersion
Température du puits
Variations
de la température du corps
de la fréquence du pouls
Minutes
2 4 6 8 10 12 14 16 18 20
Températures
37.6
37.4
37.2
37.0
36.8
36.6
36.4
36.2
36.0
Pulsations
112
110
108
106
104
102
100
98
96
94
15 m.
— 108°
Observations

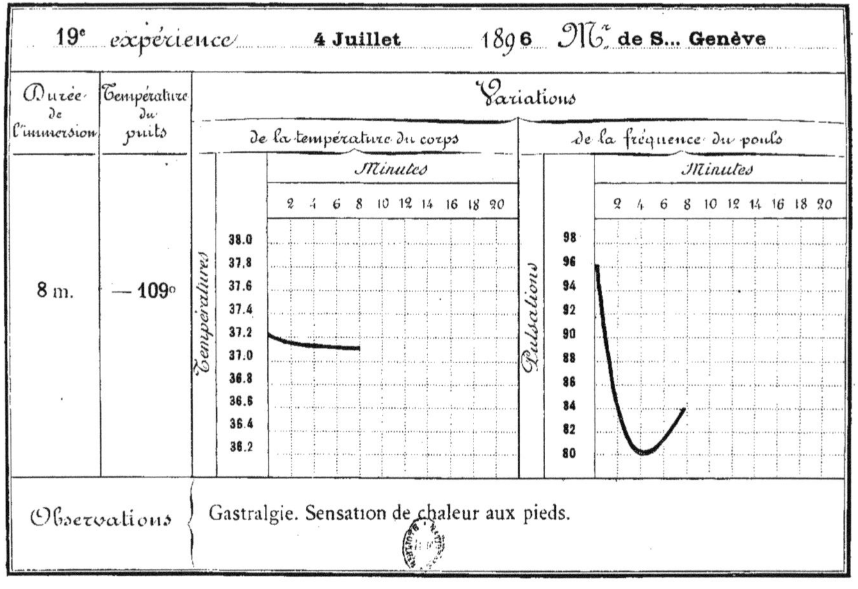

19e expérience 4 Juillet 1896 Mr de S... Genève

Durée de l'immersion	Température du puits	Variations de la température du corps	Variations de la fréquence du pouls
8 m.	— 109°		

Observations | Gastralgie. Sensation de chaleur aux pieds.

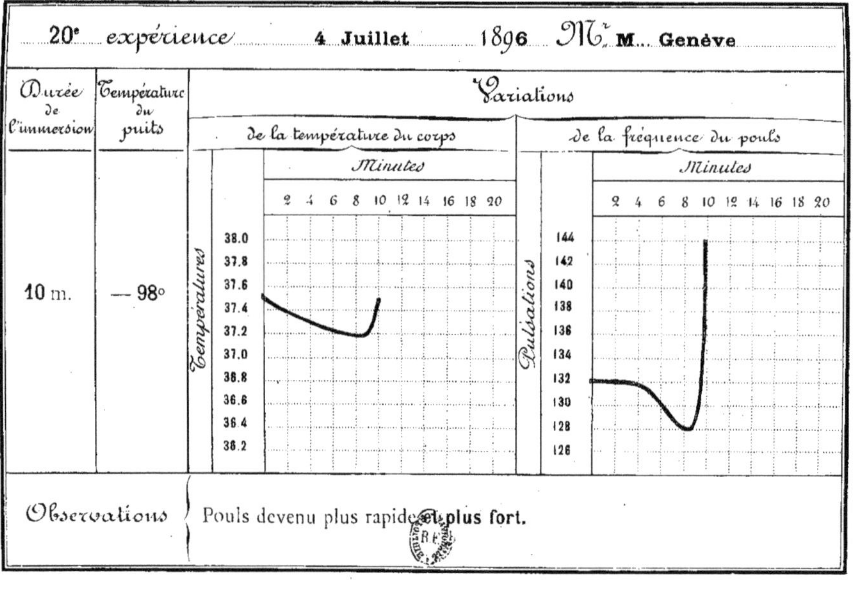

20e expérience 4 Juillet 1896 Mr M... Genève

Durée de l'immersion	Température du puits	Variations de la température du corps	Variations de la fréquence du pouls
10 m.	— 98°		

Observations — Pouls devenu plus rapide et plus fort.

21e expérience 4 Juillet 1896 Mr le Prof. Y... Genève

Durée de l'immersion	Température du puits	Variations de la température du corps	Variations de la fréquence du pouls
9 m.	— 105°	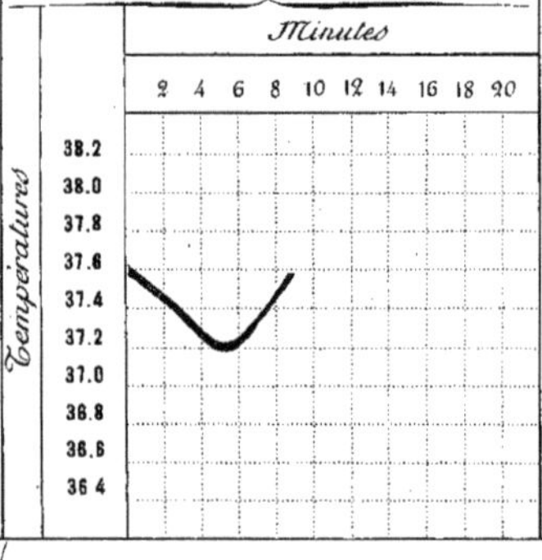	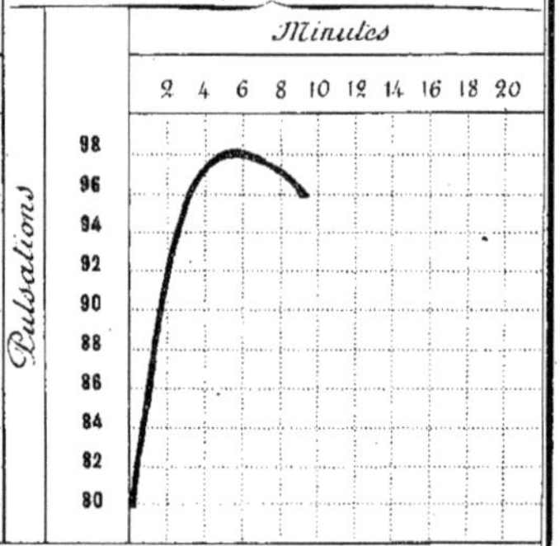

Observations

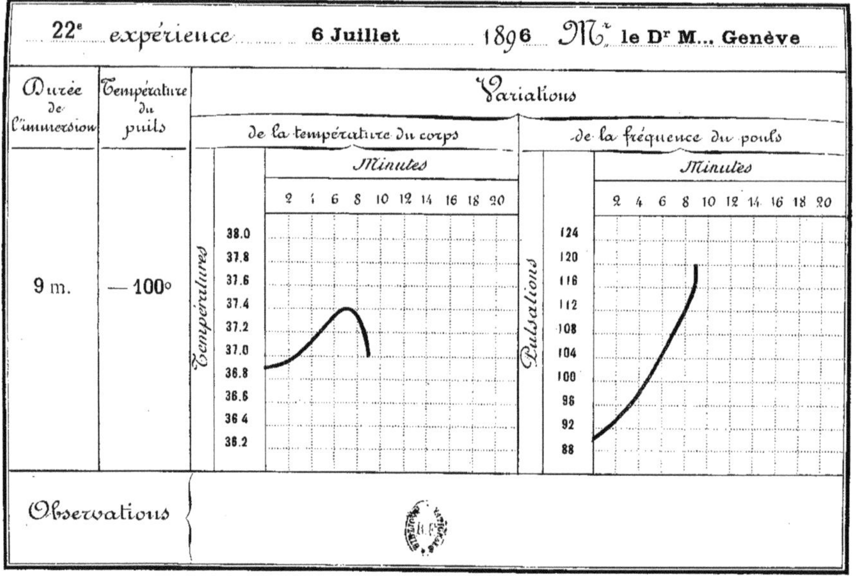

22e expérience 6 Juillet 1896 Mr le Dr M... Genève
Durée de l'immersion
Température du puits
Variations
de la température du corps
de la fréquence du pouls
Minutes
2 4 6 8 10 12 14 16 18 20
Températures
38.0
37.8
37.6
37.4
37.2
37.0
36.8
36.6
36.4
36.2
Pulsations
124
120
116
112
108
104
100
96
92
88
9 m.
— 100°
Observations

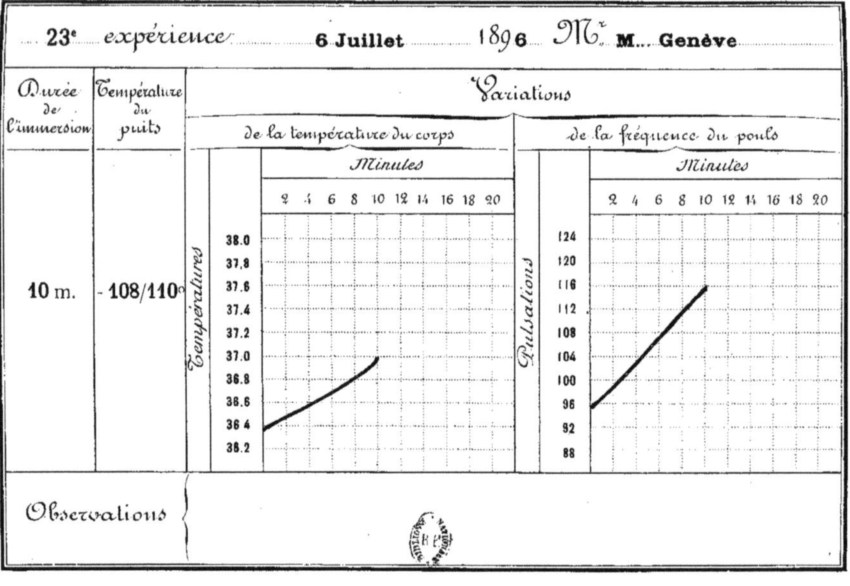

23e expérience 6 Juillet 1896 Mr M... Genève

Durée de l'immersion	Température du puits	Variations de la température du corps	Variations de la fréquence du pouls
10 m.	- 108/110°		

Observations

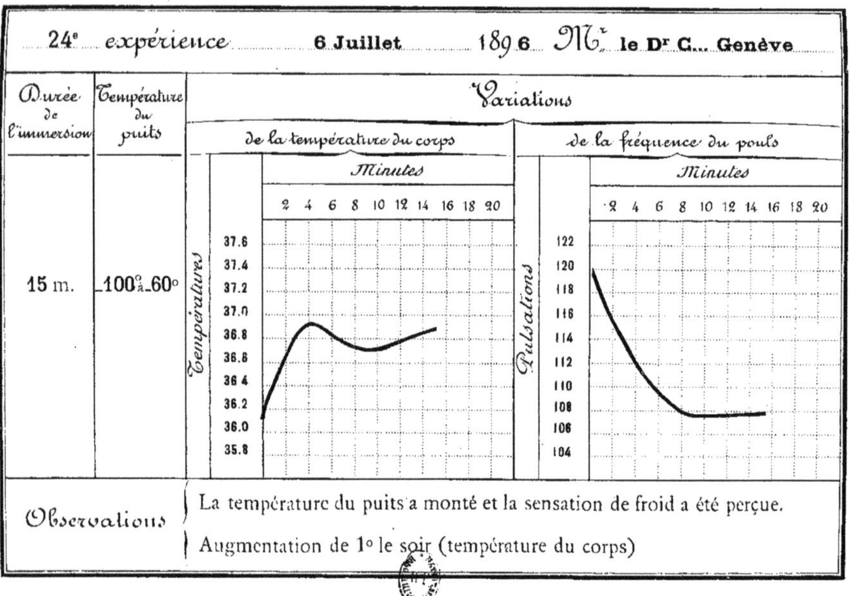

24e expérience 6 Juillet 1896 Mr le Dr C... Genève

Durée de l'immersion	Température du puits	Variations de la température du corps	Variations de la fréquence du pouls
15 m.	100° à 60°		

Observations: La température du puits a monté et la sensation de froid a été perçue. Augmentation de 1° le soir (température du corps)

25e expérience 9 Juillet 1896 Mr le Prof. Dr L... Genève

Durée de l'immersion	Température du puits	Variations de la température du corps	Variations de la fréquence du pouls
5 m.	— 98°		

Variations

de la température du corps — Minutes: 2 4 6 8 10 12 14 16 18 20

Températures: 37.8, 37.6, 37.4, 37.2, 37.0, 36.8, 36.6, 36.4, 36.2, 36.0

de la fréquence du pouls — Minutes: 2 4 6 8 10 12 14 16 18 20

Pulsations: 82, 80, 78, 76, 74, 72, 70, 68, 66, 64

Observations

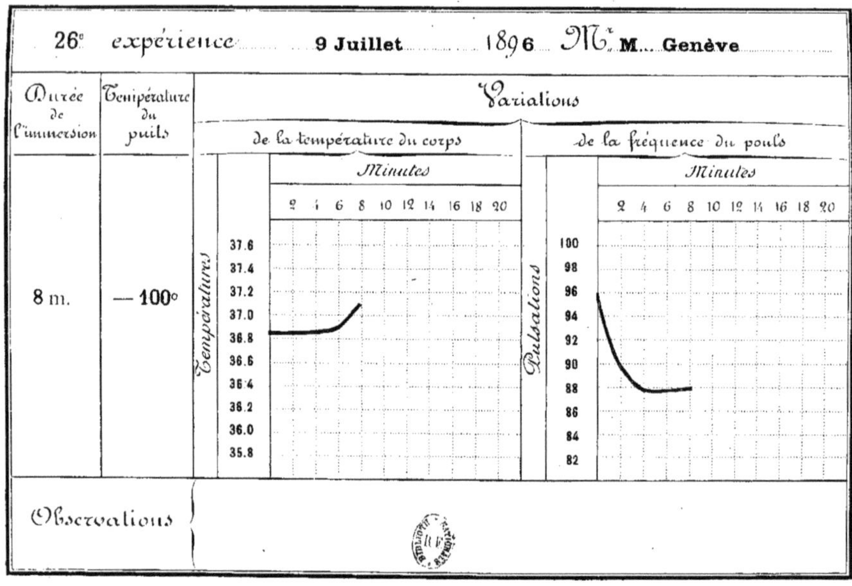

26e expérience 9 Juillet 1896 Mr M... Genève

Durée de l'immersion	Température du puits	Variations de la température du corps (Minutes)	Variations de la fréquence du pouls (Minutes)
8 m.	— 100°		

Observations

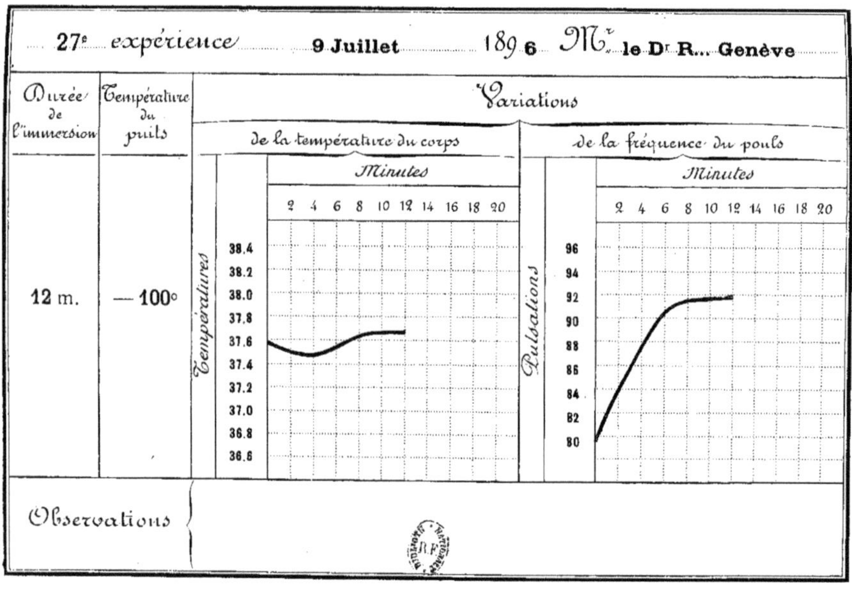

27e expérience 9 Juillet 1896 Mr le Dr R... Genève
Durée de l'immersion
Température du puits
Variations
de la température du corps
de la fréquence du pouls
Minutes
2 4 6 8 10 12 14 16 18 20
Températures
38.4
38.2
38.0
37.8
37.6
37.4
37.2
37.0
36.8
36.6
Pulsations
96
94
92
90
88
86
84
82
80
12 m.
— 100°
Observations

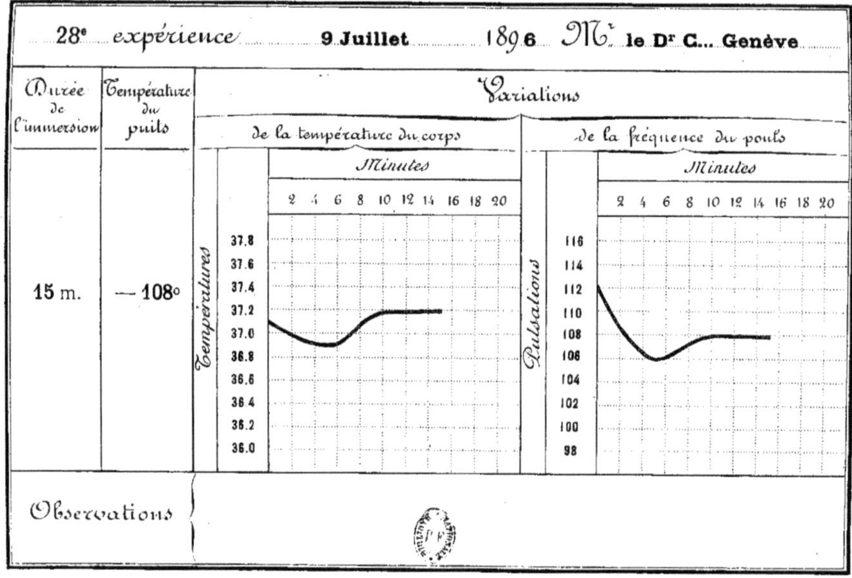
28e expérience 9 Juillet 1896 Mr le Dr C... Genève
Durée de l'immersion
Température du puits
Variations
de la température du corps
de la fréquence du pouls
Minutes
2 4 6 8 10 12 14 16 18 20
Minutes
2 4 6 8 10 12 14 16 18 20
Températures
37.8
37.6
37.4
37.2
37.0
36.8
36.6
36.4
36.2
36.0
Pulsations
116
114
112
110
108
106
104
102
100
98
15 m.
— 108°
Observations

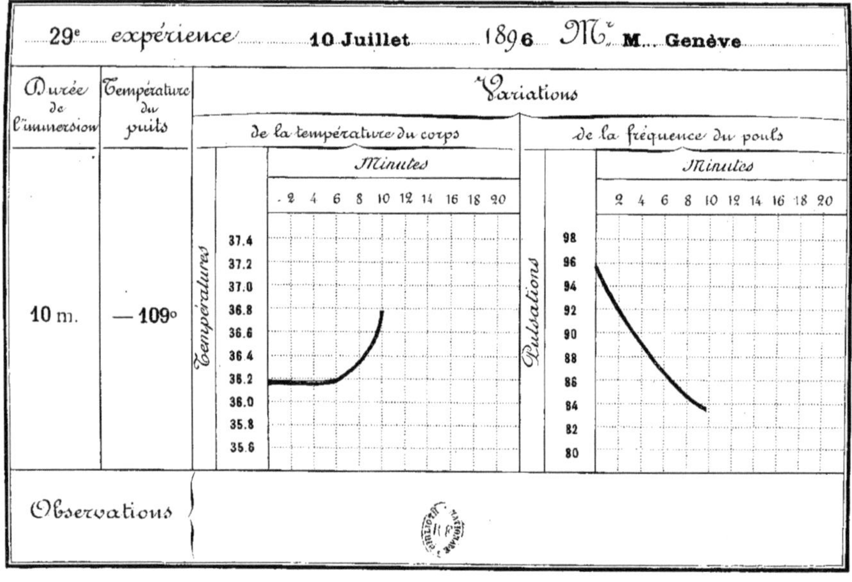

29e expérience 10 Juillet 1896 Mr M... Genève
Durée de l'immersion
Température du puits
Variations
de la température du corps
de la fréquence du pouls
Minutes
2 4 6 8 10 12 14 16 18 20
Températures
37.4
37.2
37.0
36.8
36.6
36.4
36.2
36.0
35.8
35.6
Pulsations
98
96
94
92
90
88
86
84
82
80
10 m.
— 109°
Observations

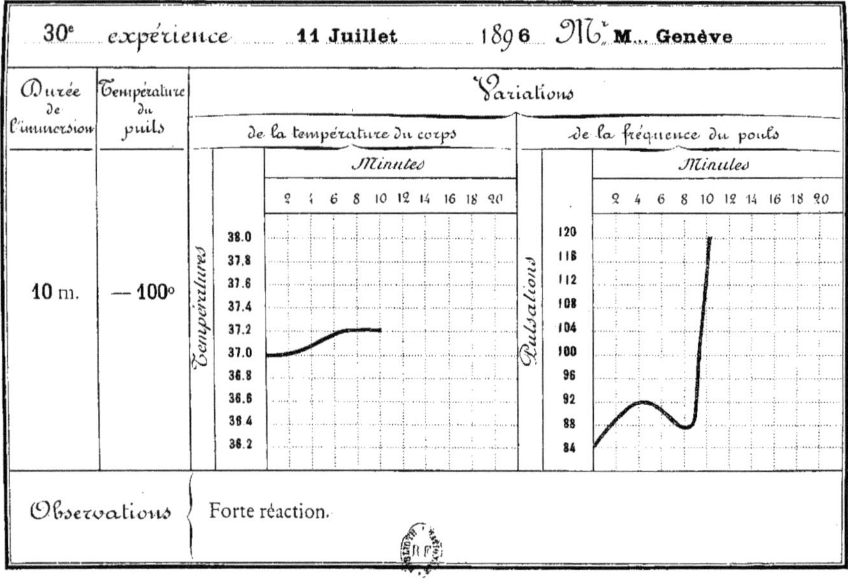

30e expérience 11 Juillet 1896 Mr M... Genève

Durée de l'immersion	Température du puits	Variations de la température du corps	Variations de la fréquence du pouls
10 m.	— 100°		

Observations { Forte réaction.

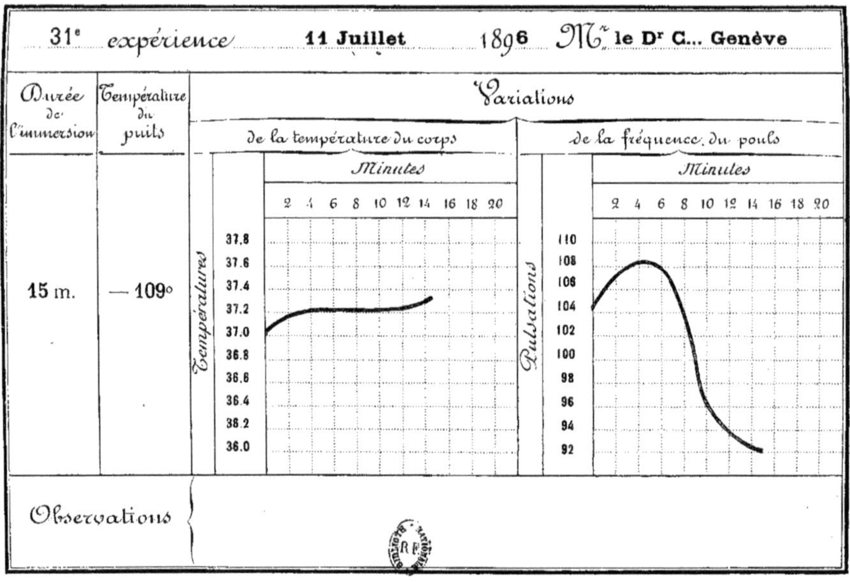
31e expérience 11 Juillet 1896 Mr le Dr C... Genève
Durée de l'immersion
Température du puits
Variations
de la température du corps
de la fréquence du pouls
Minutes
2 4 6 8 10 12 14 16 18 20
Températures
37.8 37.6 37.4 37.2 37.0 36.8 36.6 36.4 36.2 36.0
Pulsations
110 108 106 104 102 100 98 96 94 92
15 m.
— 109°
Observations

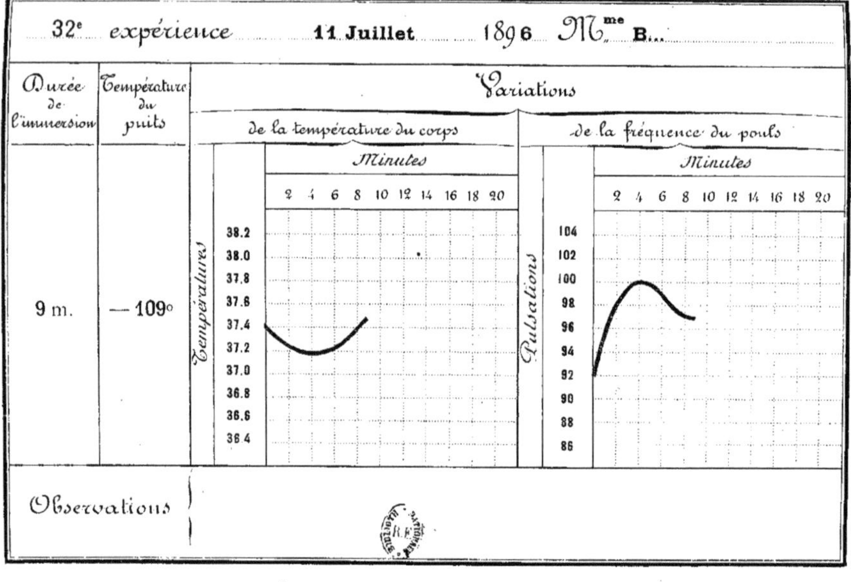

32e expérience 11 Juillet 1896 Mme B...
Durée de l'immersion
Température du puits
Variations
de la température du corps
de la fréquence du pouls
Minutes
2 4 6 8 10 12 14 16 18 20
Températures
38.2
38.0
37.8
37.6
37.4
37.2
37.0
36.8
36.6
36.4
Pulsations
104
102
100
98
96
94
92
90
88
86
9 m.
— 109°
Observations

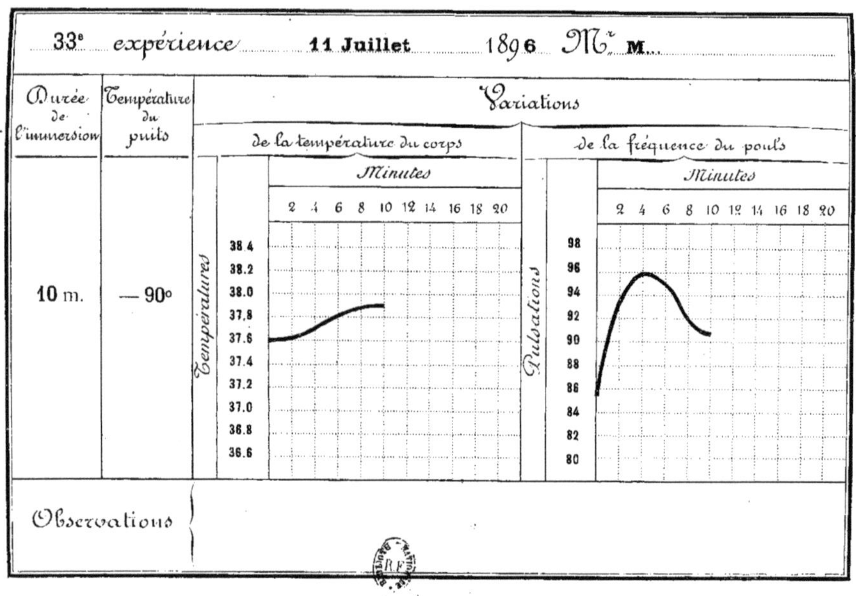

33e expérience 11 Juillet 1896 Mr M...
Durée de l'immersion
Température du puits
Variations
de la température du corps
de la fréquence du pouls
Minutes
2 4 6 8 10 12 14 16 18 20
Minutes
2 4 6 8 10 12 14 16 18 20
10 m.
— 90°
Températures
38.4
38.2
38.0
37.8
37.6
37.4
37.2
37.0
36.8
36.6
Pulsations
98
96
94
92
90
88
86
84
82
80
Observations

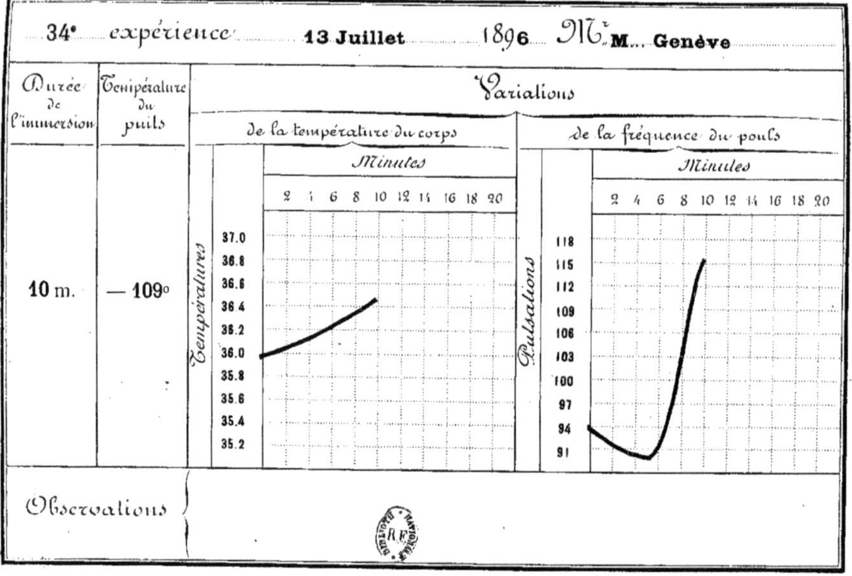

34e expérience 13 Juillet 1896 Mr M... Genève

Durée de l'immersion	Température du puits	Variations de la température du corps	Variations de la fréquence du pouls
10 m.	— 109°		

Observations

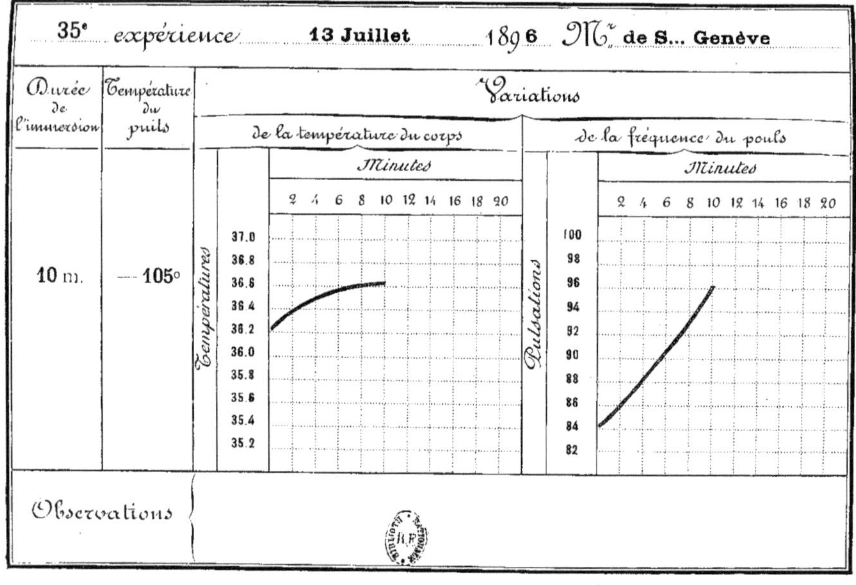
35e expérience 13 Juillet 1896 Mr de S... Genève
Durée de l'immersion
Température du puits
Variations
de la température du corps
de la fréquence du pouls
Minutes
2 4 6 8 10 12 14 16 18 20
Températures
37.0
36.8
36.6
36.4
36.2
36.0
35.8
35.6
35.4
35.2
Pulsations
100
98
96
94
92
90
88
86
84
82
10 m.
— 105°
Observations

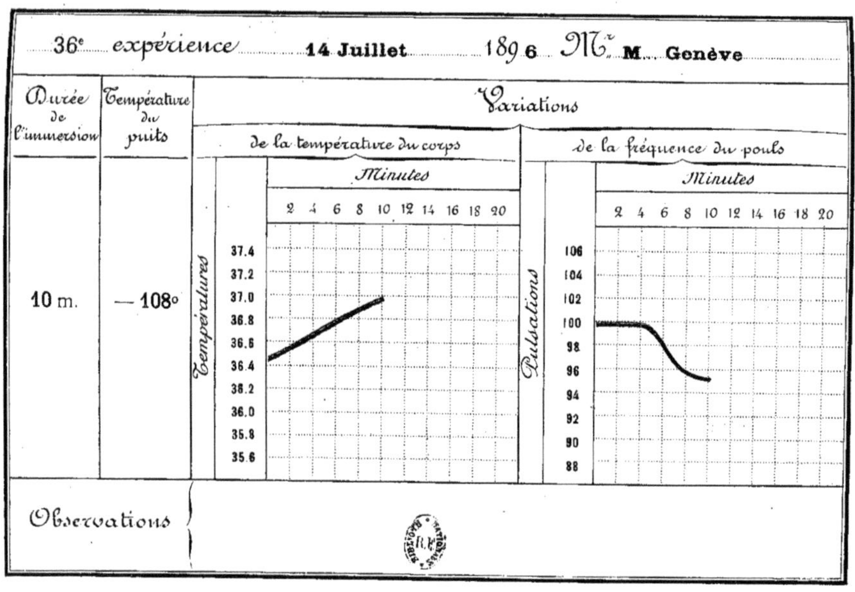
36e expérience 14 Juillet 1896 Mr M. Genève
Durée de l'immersion
Température du puits
Variations
de la température du corps
de la fréquence du pouls
Minutes
2 4 6 8 10 12 14 16 18 20
Températures
37.4 37.2 37.0 36.8 36.6 36.4 36.2 36.0 35.8 35.6
Pulsations
106 104 102 100 98 96 94 92 90 88
10 m.
— 108°
Observations

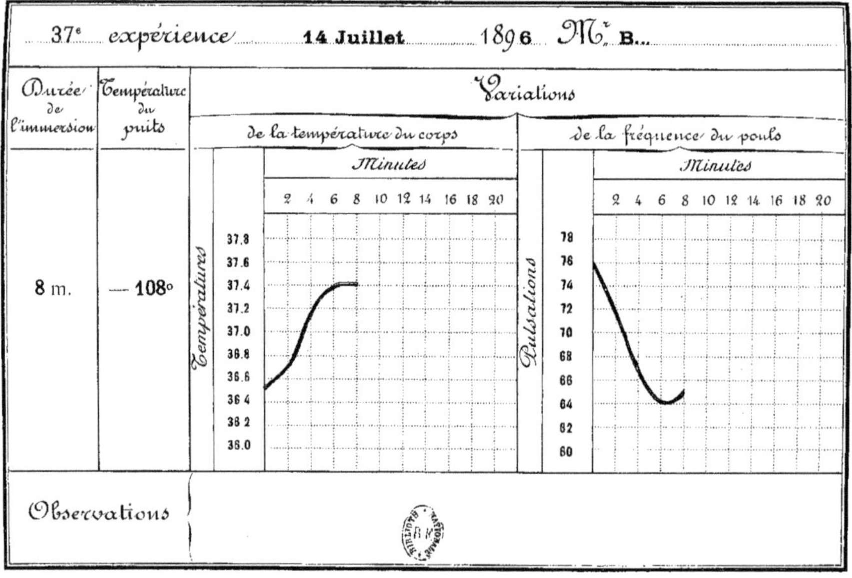

37e expérience 14 Juillet 1896 Mr B...
Durée de l'immersion
Température du puits
Variations
de la température du corps
de la fréquence du pouls
Minutes
2 4 6 8 10 12 14 16 18 20
Températures
37.8
37.6
37.4
37.2
37.0
36.8
36.6
36.4
36.2
36.0
Pulsations
78
76
74
72
70
68
66
64
62
60
8 m.
— 108°
Observations

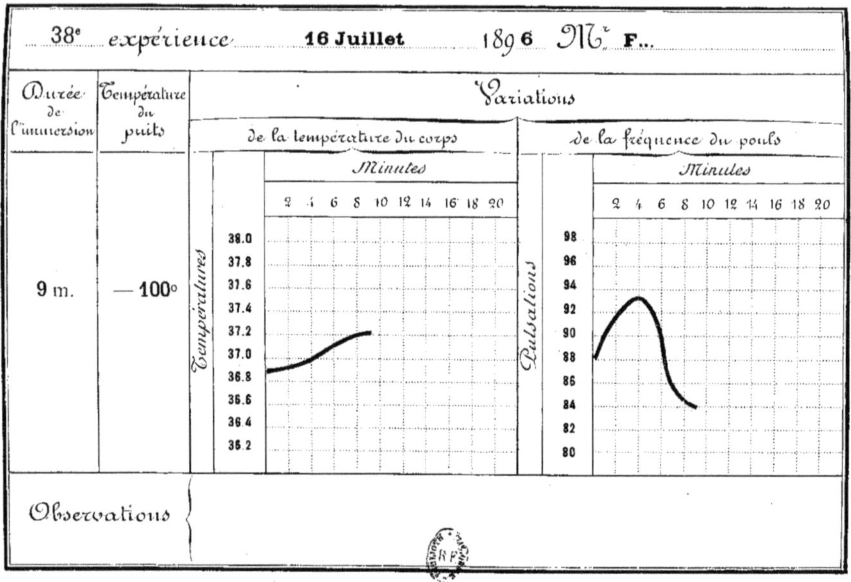

38e expérience 16 Juillet 1896 Mr F...
Durée de l'immersion
Température du puits
Variations
de la température du corps
de la fréquence du pouls
Minutes
2 4 6 8 10 12 14 16 18 20
Températures
38.0
37.8
37.6
37.4
37.2
37.0
36.8
36.6
36.4
36.2
Pulsations
98
96
94
92
90
88
86
84
82
80
9 m.
— 100°
Observations

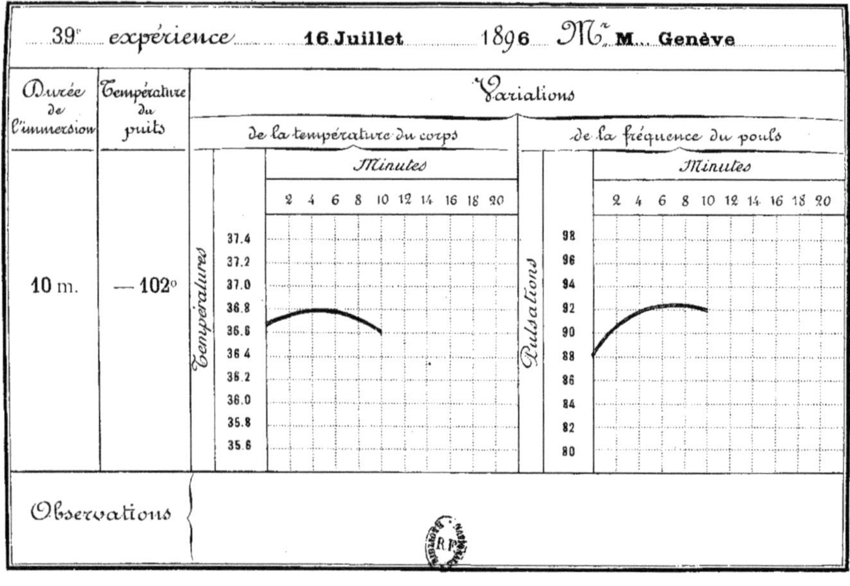

39e expérience 16 Juillet 1896 Mr M... Genève
Durée de l'immersion
Température du puits
Variations
de la température du corps
de la fréquence du pouls
Minutes
2 4 6 8 10 12 14 16 18 20
Températures
37.4
37.2
37.0
36.8
36.6
36.4
36.2
36.0
35.8
35.6
Pulsations
98
96
94
92
90
88
86
84
82
80
10 m.
— 102°
Observations

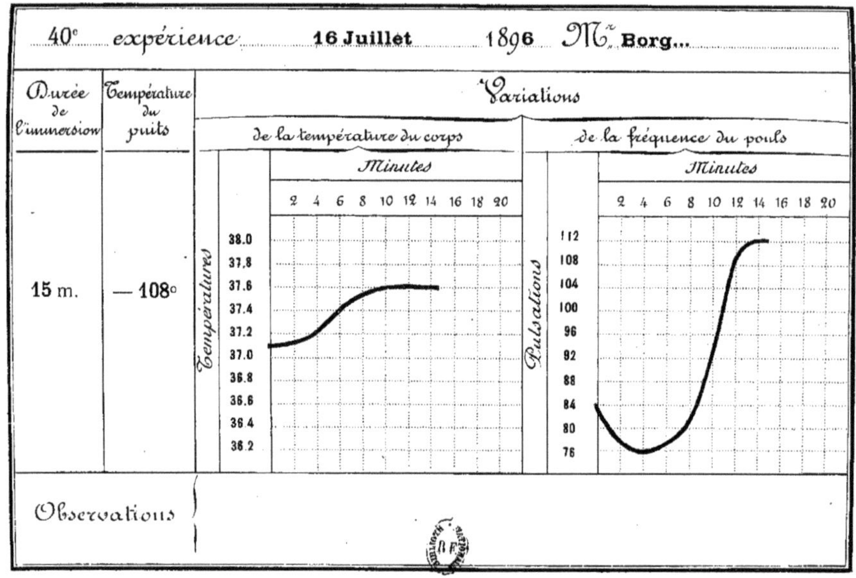

40e expérience 16 Juillet 1896 Mr Borg...
Durée de l'immersion
Température du puits
Variations
de la température du corps
de la fréquence du pouls
Minutes
2 4 6 8 10 12 14 16 18 20
Températures
38.0 37.8 37.6 37.4 37.2 37.0 36.8 36.6 36.4 36.2
Pulsations
112 108 104 100 96 92 88 84 80 76
15 m.
— 108°
Observations

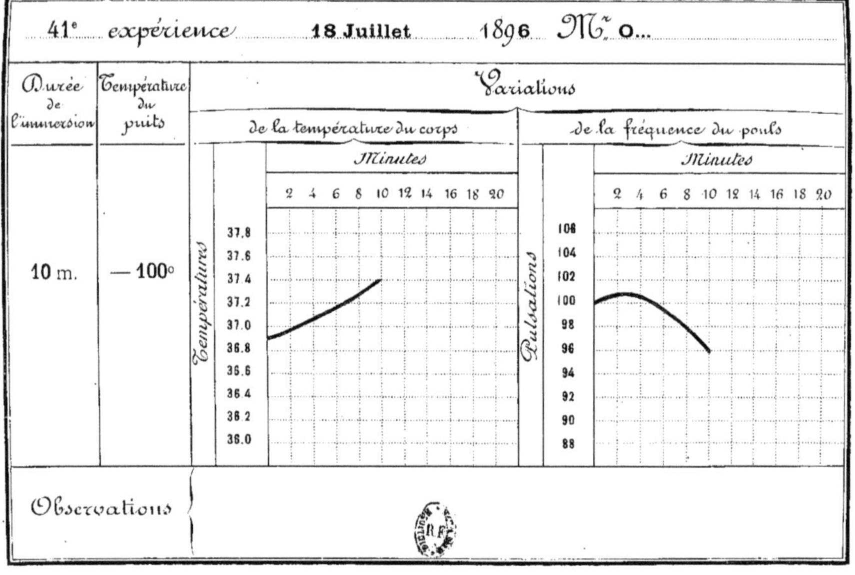
41e expérience 18 Juillet 1896 Mr O...

Durée de l'immersion	Température du puits	Variations de la température du corps	Variations de la fréquence du pouls
10 m.	— 100°		

Observations

42e expérience 18 Juillet 1896 Mr M... Genève		
Durée de l'immersion	Température du puits	Variations de la température du corps / de la fréquence du pouls
12 m.	— 110°	
Observations		

Températures — Minutes: 2 4 6 8 10 12 14 16 18 20 — 37.2, 37.0, 36.8, 36.6, 36.4, 36.2, 36.0, 35.8, 35.6, 35.4

Pulsations — Minutes: 2 4 6 8 10 12 14 16 18 20 — 96, 94, 92, 90, 88, 86, 84, 82, 80, 78

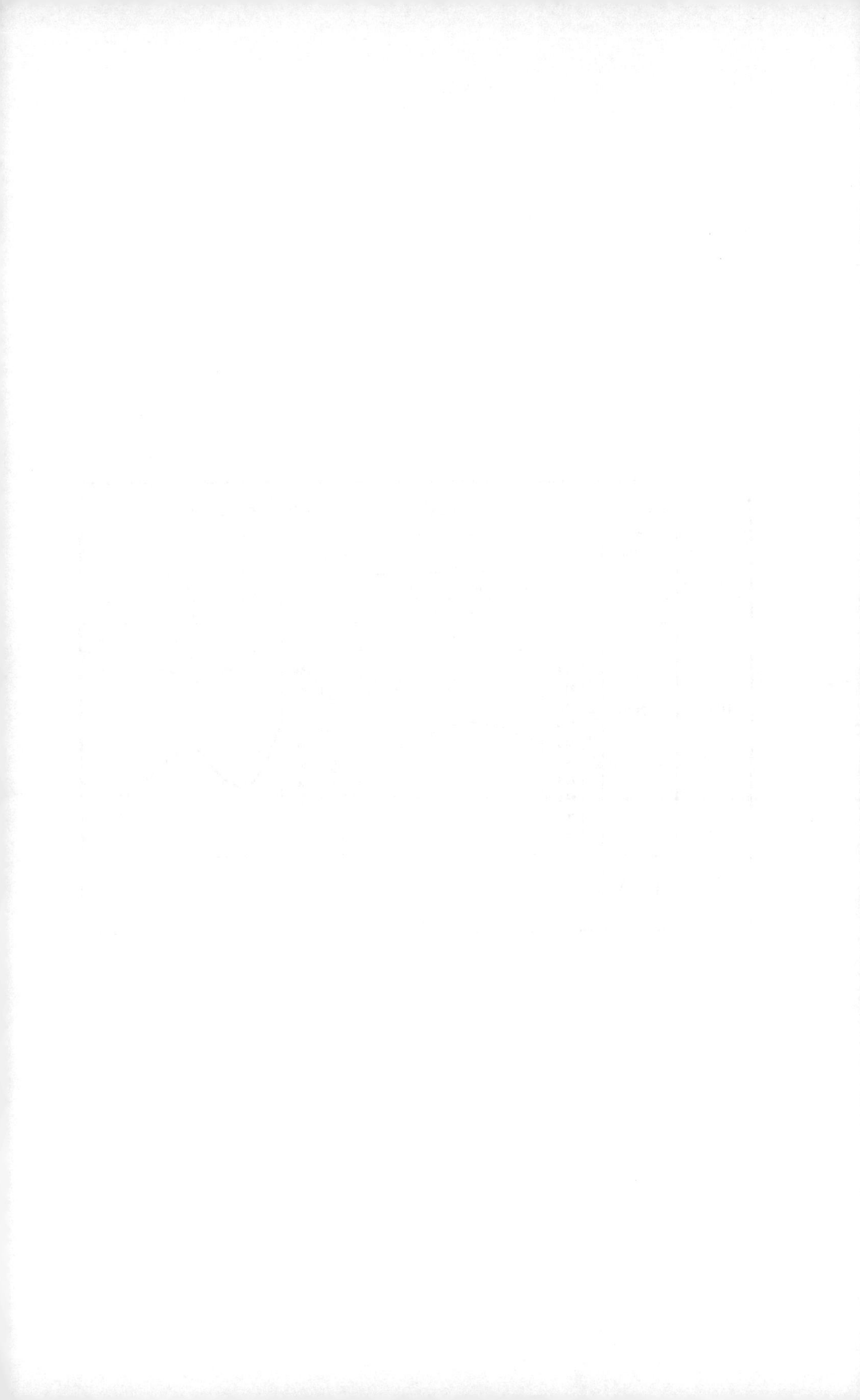

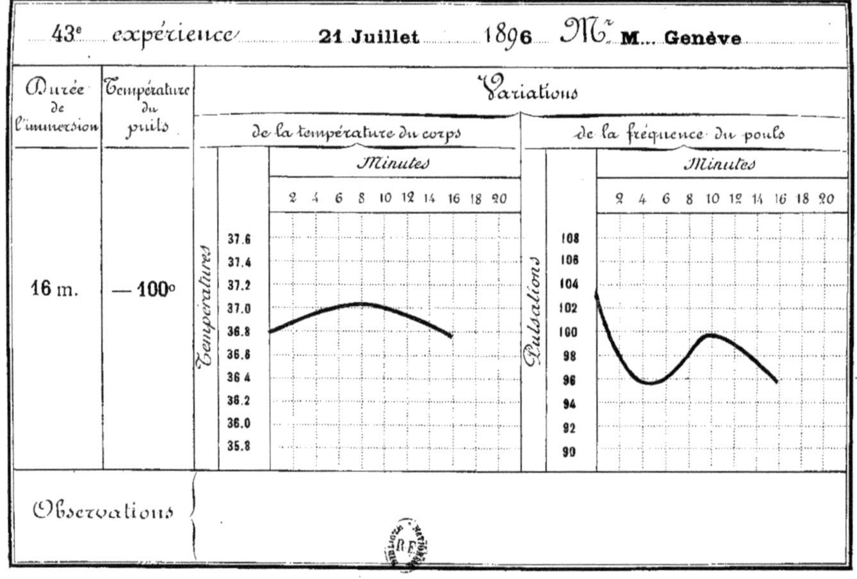
43e expérience 21 Juillet 1896 Mr M... Genève

Durée de l'immersion	Température du puits	Variations de la température du corps	Variations de la fréquence du pouls
16 m.	— 100°		

Observations

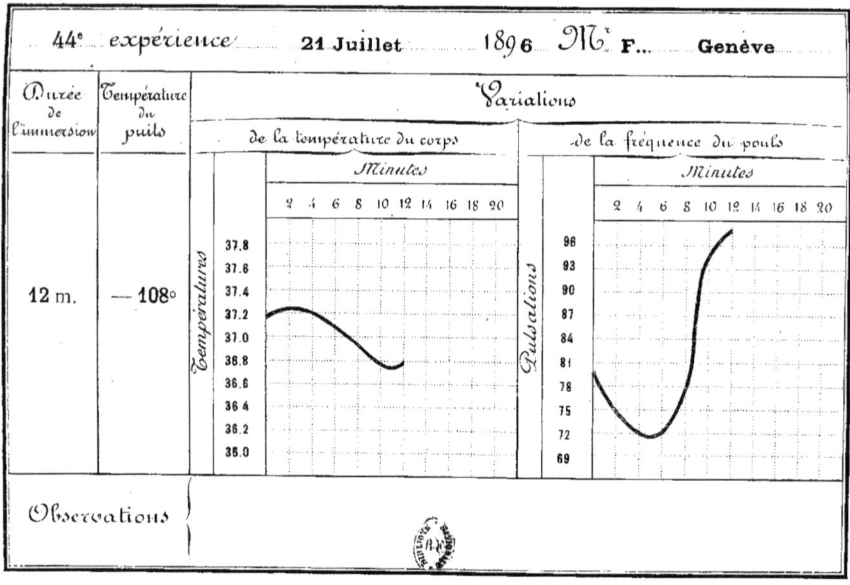

44e expérience — 21 Juillet 1896 — Mr F... — Genève

Durée de l'immersion	Température du puits	Variations de la température du corps	Variations de la fréquence du pouls
12 m.	— 108°		

Observations

45e expérience 24 Juillet 1896 Mr E...

Durée de l'immersion	Température du puits	Variations de la température du corps	Variations de la fréquence du pouls
5 m.	— 108°		

Variations

de la température du corps — Minutes: 2 4 6 8 10 12 14 16 18 20 — Températures: 38.2, 38.0, 37.8, 37.6, 37.4, 37.2, 37.0, 36.8, 36.6, 36.4

de la fréquence du pouls — Minutes: 2 4 6 8 10 12 14 16 18 20 — Pulsations: 88, 86, 84, 82, 80, 78, 76, 74, 72, 70

Observations : Séance d'essai.

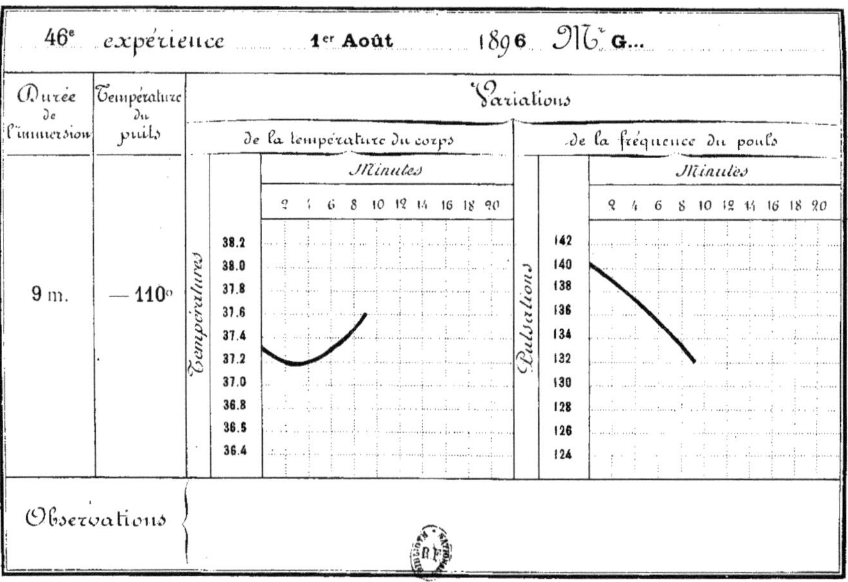

46e expérience		1er Août 1896 M. G...	
Durée de l'immersion	Température du puits	Variations de la température du corps	Variations de la fréquence du pouls
9 m.	— 110°		

Observations

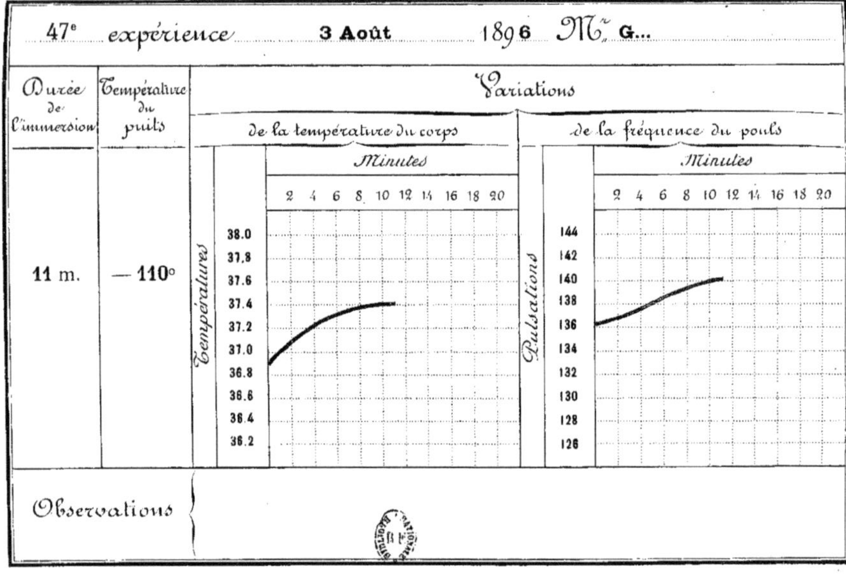

47e expérience 3 Août 1896 Mr G...
Durée de l'immersion
Température du puits
Variations
de la température du corps
de la fréquence du pouls
Minutes
2 4 6 8 10 12 14 16 18 20
Températures
38.0 37.8 37.6 37.4 37.2 37.0 36.8 36.6 36.4 36.2
Pulsations
144 142 140 138 136 134 132 130 128 126
11 m.
— 110°
Observations

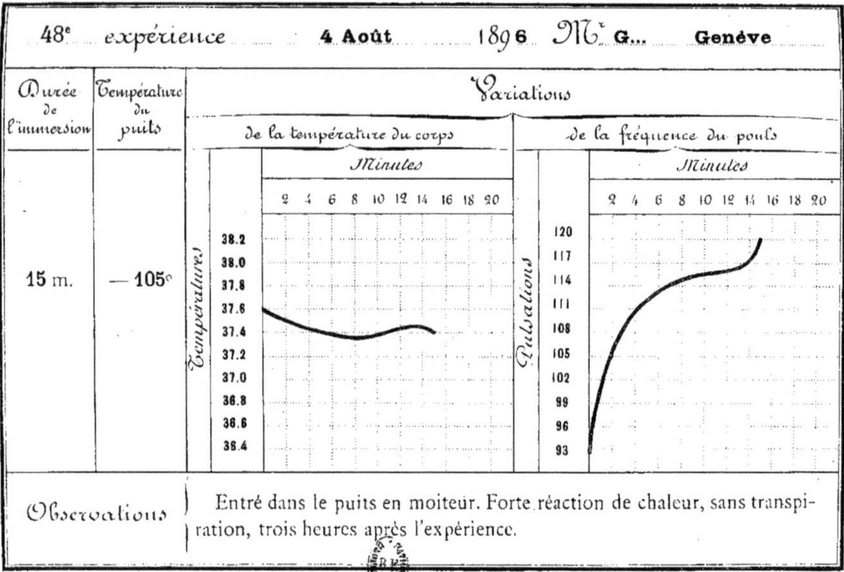
48e expérience 4 Août 1896 Mr G... Genève
Durée de l'immersion
Température du puits
Variations
de la température du corps
de la fréquence du pouls
Minutes
2 4 6 8 10 12 14 16 18 20
Températures
38.2
38.0
37.8
37.6
37.4
37.2
37.0
36.8
36.6
36.4
Pulsations
120
117
114
111
108
105
102
99
96
93
15 m.
— 105°
Observations
Entré dans le puits en moiteur. Forte réaction de chaleur, sans transpiration, trois heures après l'expérience.

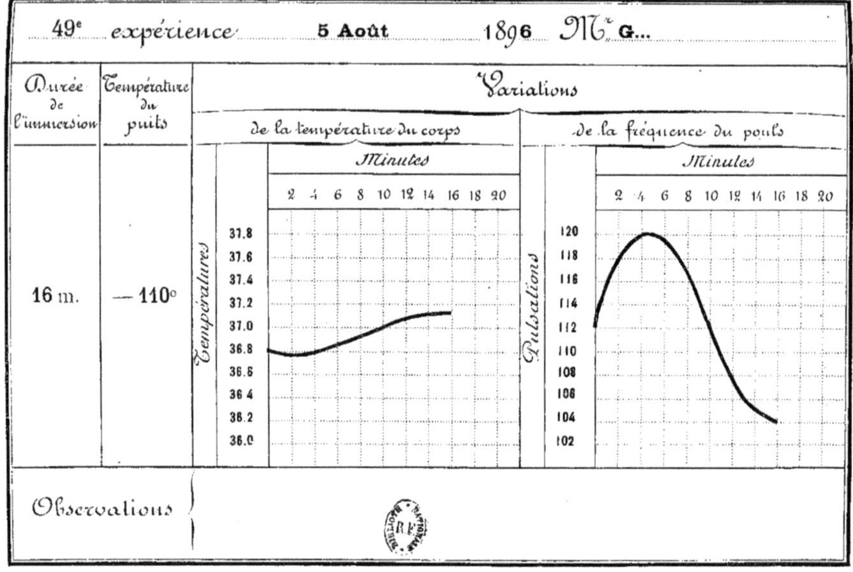
49e expérience 5 Août 1896 Mr G...
Durée de l'immersion
Température du puits
Variations
de la température du corps
de la fréquence du pouls
Minutes
2 4 6 8 10 12 14 16 18 20
Températures
37.8
37.6
37.4
37.2
37.0
36.8
36.6
36.4
36.2
36.0
Pulsations
120
118
116
114
112
110
108
106
104
102
16 m.
— 110°
Observations

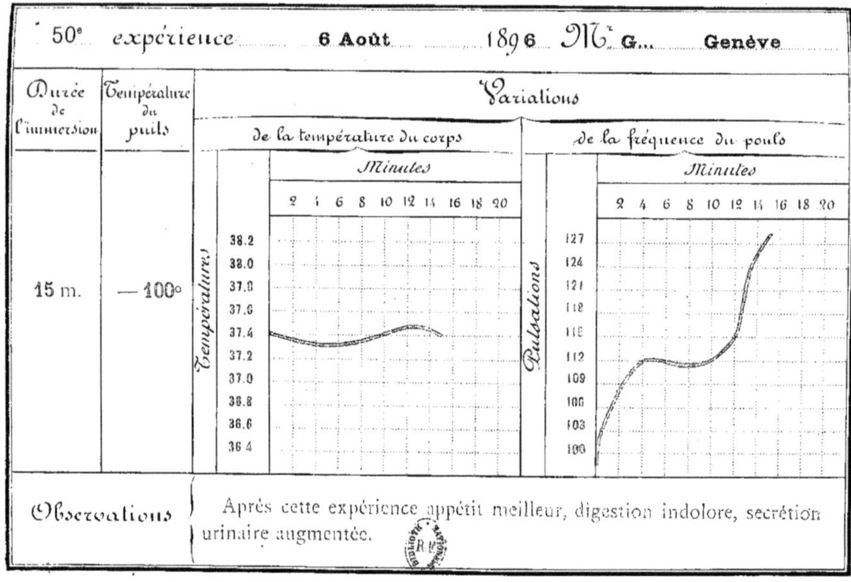

50e expérience 6 Août 1896 Mr G... Genève

Durée de l'immersion	Température du puits	Variations de la température du corps	Variations de la fréquence du pouls
15 m.	— 100°		

Observations : Après cette expérience appétit meilleur, digestion indolore, secrétion urinaire augmentée.

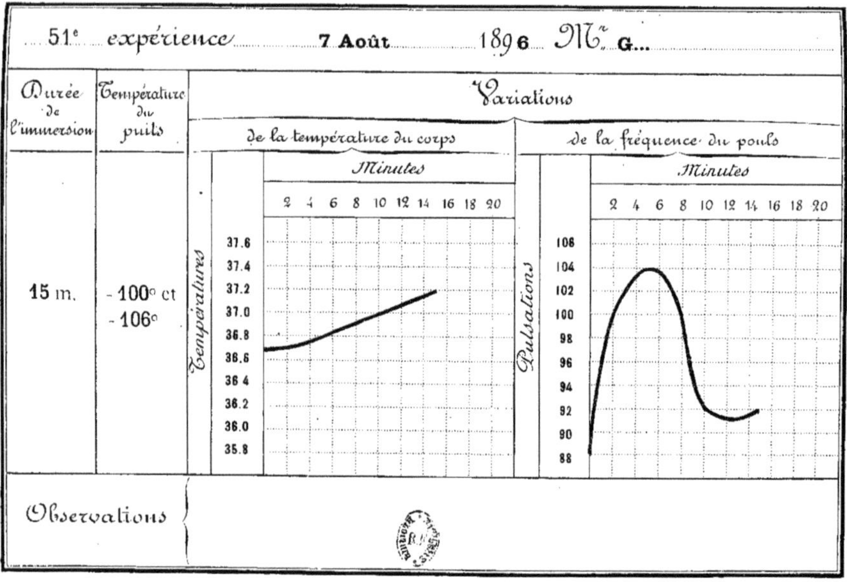
51e expérience 7 Août 1896 Mr G...
Durée de l'immersion
Température du puits
Variations
de la température du corps
de la fréquence du pouls
Minutes
2 4 6 8 10 12 14 16 18 20
Températures
37.6
37.4
37.2
37.0
36.8
36.6
36 4
36.2
36.0
35.8
Pulsations
106
104
102
100
98
96
94
92
90
88
15 m.
- 100° et
- 106°
Observations

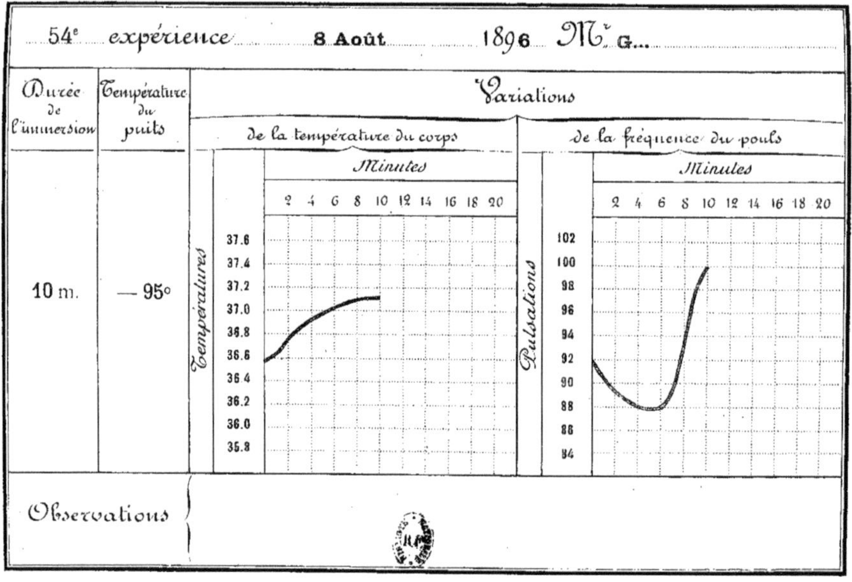
54e expérience 8 Août 1896 Mr G...
Durée de l'immersion
Température du puits
Variations
de la température du corps
de la fréquence du pouls
Minutes
2 4 6 8 10 12 14 16 18 20
Températures
37.6
37.4
37.2
37.0
36.8
36.6
36.4
36.2
36.0
35.8
Pulsations
102
100
98
96
94
92
90
88
86
84
10 m.
— 95°
Observations

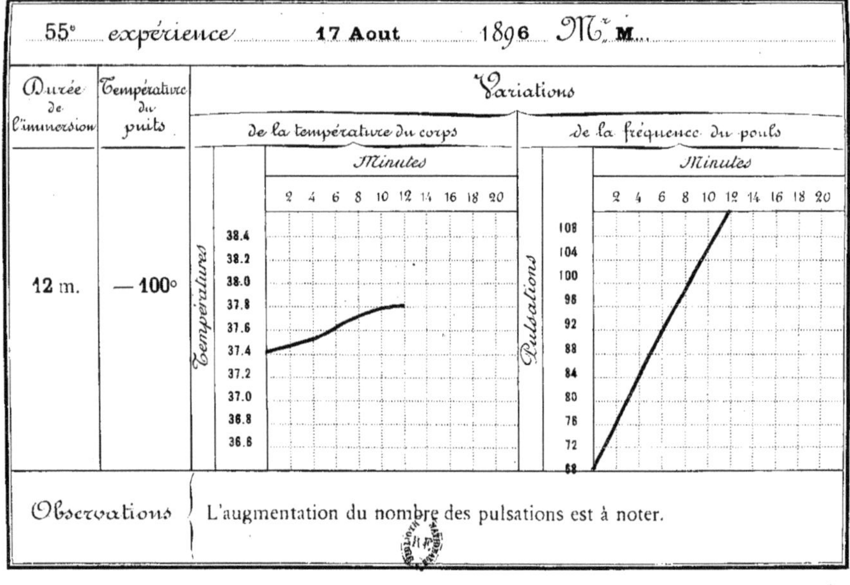

55e expérience 17 Aout 1896 Mr M...

Durée de l'immersion	Température du puits	Variations de la température du corps	Variations de la fréquence du pouls
12 m.	— 100°		

Observations : L'augmentation du nombre des pulsations est à noter.

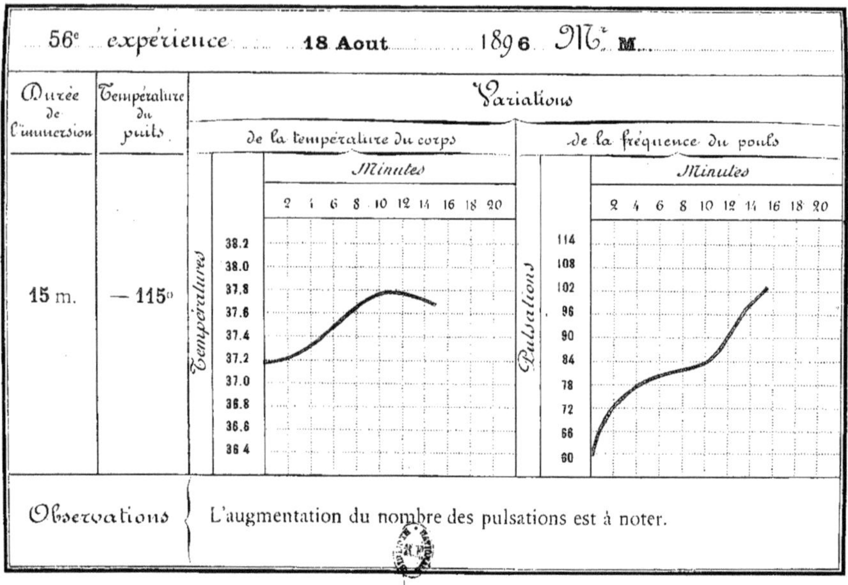
56e expérience 18 Aout 1896 Mr M.
Durée de l'immersion
Température du puits
Variations
de la température du corps
de la fréquence du pouls
Minutes
2 4 6 8 10 12 14 16 18 20
Températures
38.2
38.0
37.8
37.6
37.4
37.2
37.0
36.8
36.6
36.4
Pulsations
114
108
102
96
90
84
78
72
66
60
15 m.
— 115°
Observations
L'augmentation du nombre des pulsations est à noter.

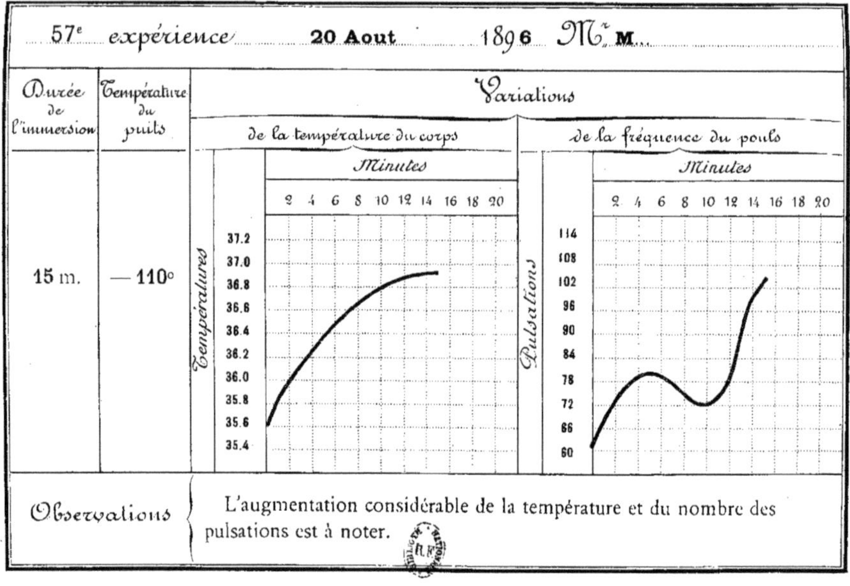
57e expérience 20 Aout 1896 Mr M.
Durée de l'immersion
Température du puits
Variations
de la température du corps
de la fréquence du pouls
Minutes
2 4 6 8 10 12 14 16 18 20
Températures
37.2
37.0
36.8
36.6
36.4
36.2
36.0
35.8
35.6
35.4
Pulsations
114
108
102
96
90
84
78
72
66
60
15 m.
— 110°
Observations
L'augmentation considérable de la température et du nombre des pulsations est à noter.

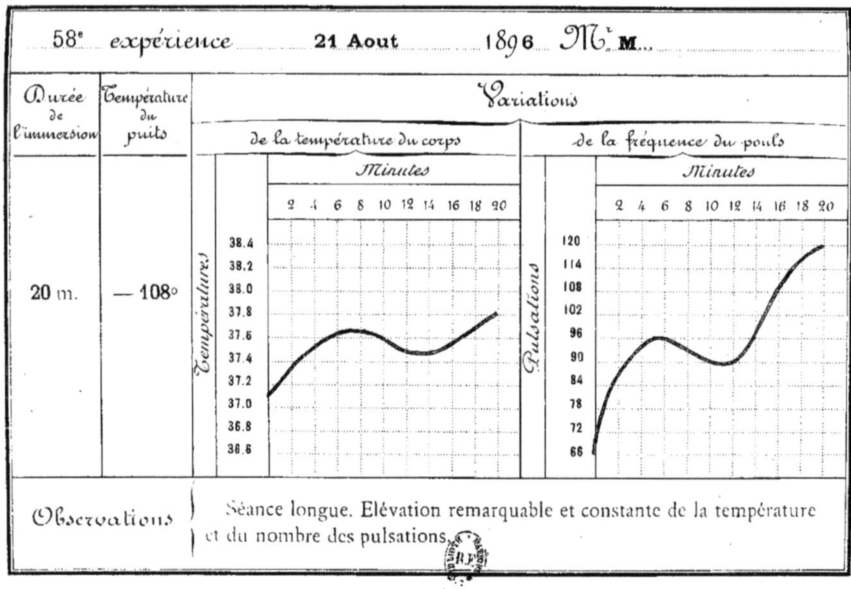
58e expérience 21 Aout 1896 Mr M.
Durée de l'immersion
Température du puits
Variations
de la température du corps
de la fréquence du pouls
Minutes
2 4 6 8 10 12 14 16 18 20
Températures
38.4
38.2
38.0
37.8
37.6
37.4
37.2
37.0
36.8
36.6
Pulsations
120
114
108
102
96
90
84
78
72
66
20 m.
— 108°
Observations
Séance longue. Elévation remarquable et constante de la température et du nombre des pulsations.

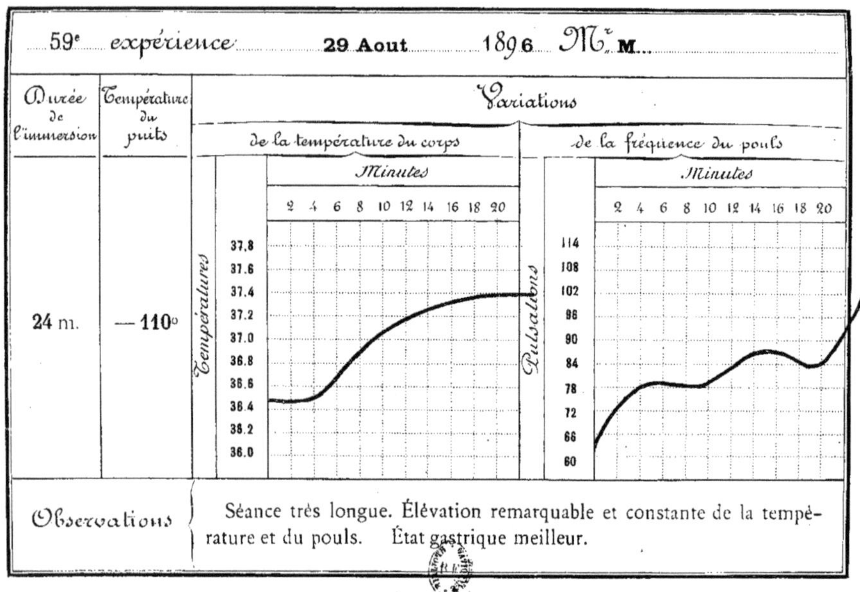

59ᵉ expérience 29 Aout 1896 Mʳ M...

Durée de l'immersion	Température du puits	Variations de la température du corps	Variations de la fréquence du pouls
24 m.	— 110°		

Observations : Séance très longue. Élévation remarquable et constante de la température et du pouls. État gastrique meilleur.

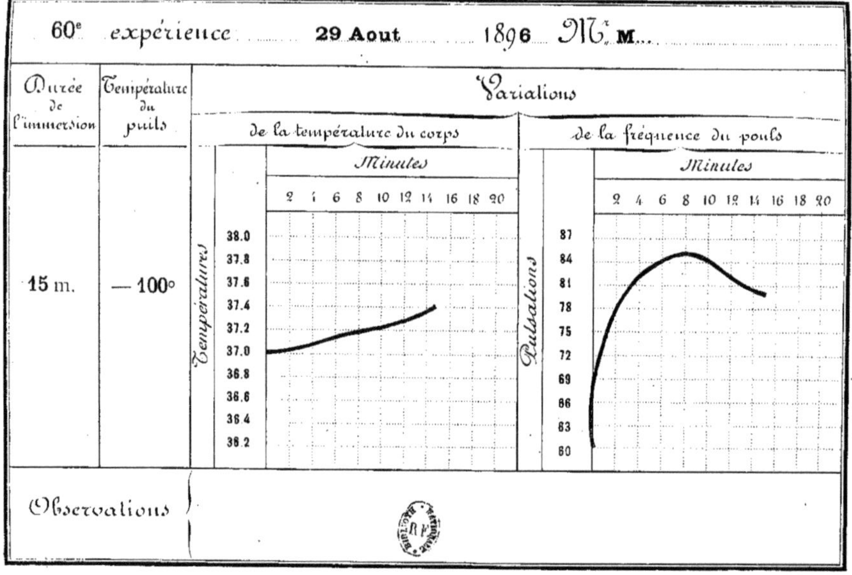
60e expérience 29 Aout 1896 Mr M...
Durée de l'immersion
Température du puits
Variations
de la température du corps
de la fréquence du pouls
Minutes
2 4 6 8 10 12 14 16 18 20
Températures
38.0
37.8
37.6
37.4
37.2
37.0
36.8
36.6
36.4
36.2
Pulsations
87
84
81
78
75
72
69
66
63
60
15 m.
— 100°
Observations

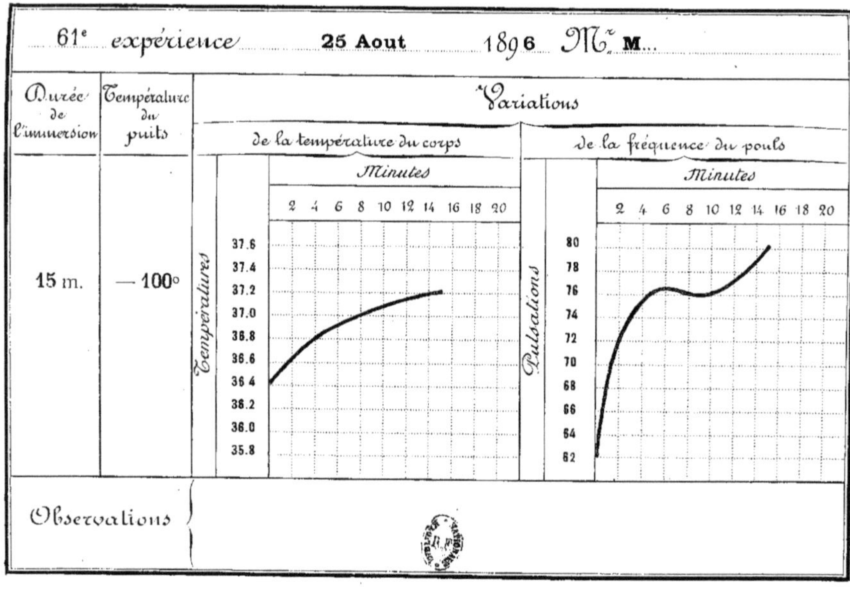
61e expérience 25 Aout 1896 Mr M...
Durée de l'immersion
Température du puits
Variations
de la température du corps
de la fréquence du pouls
Minutes
2 4 6 8 10 12 14 16 18 20
Températures
37.6
37.4
37.2
37.0
36.8
36.6
36.4
36.2
36.0
35.8
Pulsations
80
78
76
74
72
70
68
66
64
62
15 m.
— 100°
Observations

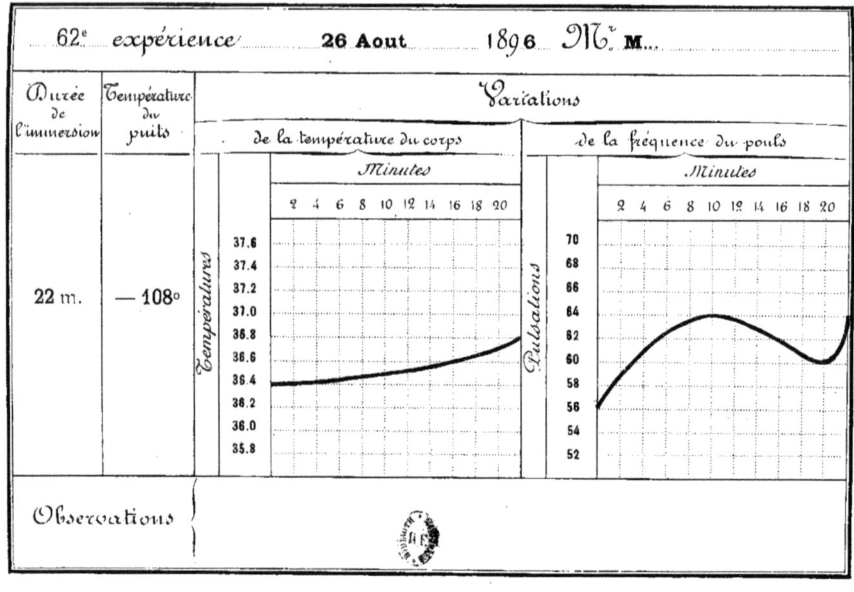
62e expérience 26 Aout 1896 Mr M...
Durée de l'immersion
Température du puits
Variations
de la température du corps
de la fréquence du pouls
Minutes
2 4 6 8 10 12 14 16 18 20
Températures
37.6
37.4
37.2
37.0
36.8
36.6
36.4
36.2
36.0
35.8
Pulsations
70
68
66
64
62
60
58
56
54
52
22 m.
— 108°
Observations

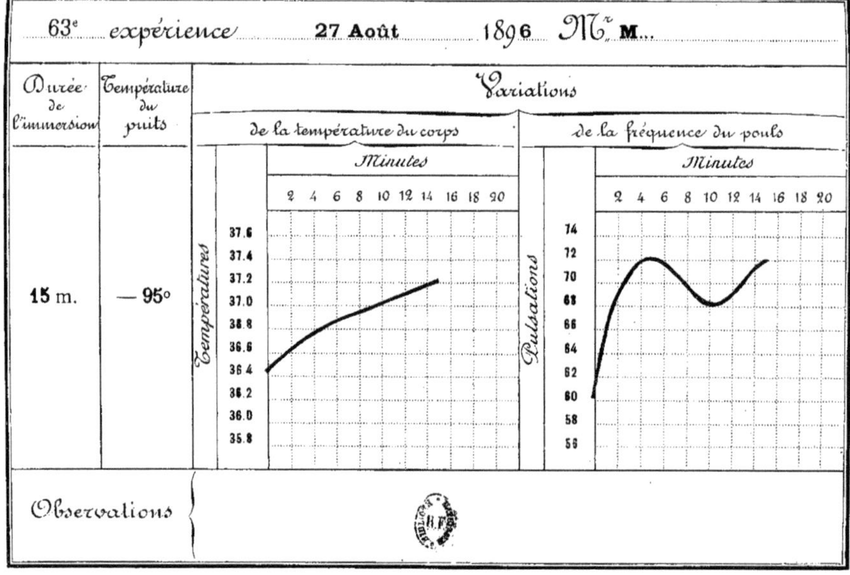
63e expérience	27 Août	1896 Mr M..

Durée de l'immersion	Température du puits	Variations de la température du corps	Variations de la fréquence du pouls
15 m.	— 95°		

Observations

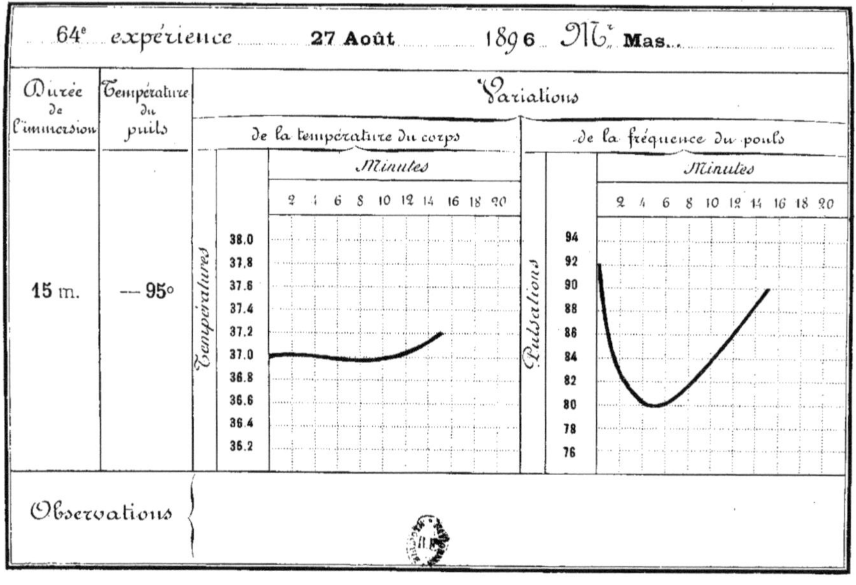

64e expérience 27 Août 1896 Mr Mas...
Durée de l'immersion
Température du puits
Variations
de la température du corps
de la fréquence du pouls
Minutes
2 4 6 8 10 12 14 16 18 20
Températures
38.0
37.8
37.6
37.4
37.2
37.0
36.8
36.6
36.4
36.2
Pulsations
94
92
90
88
86
84
82
80
78
76
15 m.
— 95°
Observations

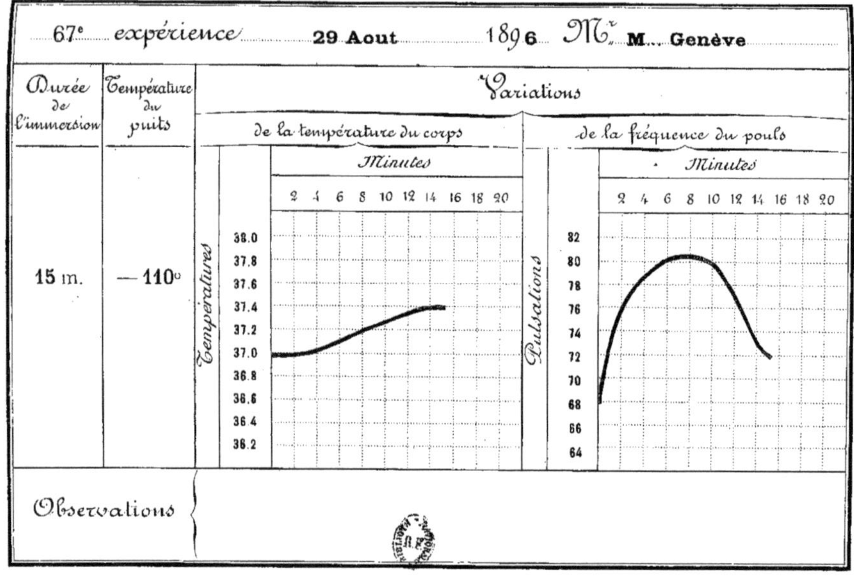
67e expérience 29 Aout 1896 Mr M... Genève
Durée de l'immersion
Température du puits
Variations
de la température du corps
de la fréquence du pouls
Minutes
2 4 6 8 10 12 14 16 18 20
Minutes
2 4 6 8 10 12 14 16 18 20
Températures
38.0
37.8
37.6
37.4
37.2
37.0
36.8
36.6
36.4
36.2
Pulsations
82
80
78
76
74
72
70
68
66
64
15 m.
— 110°
Observations

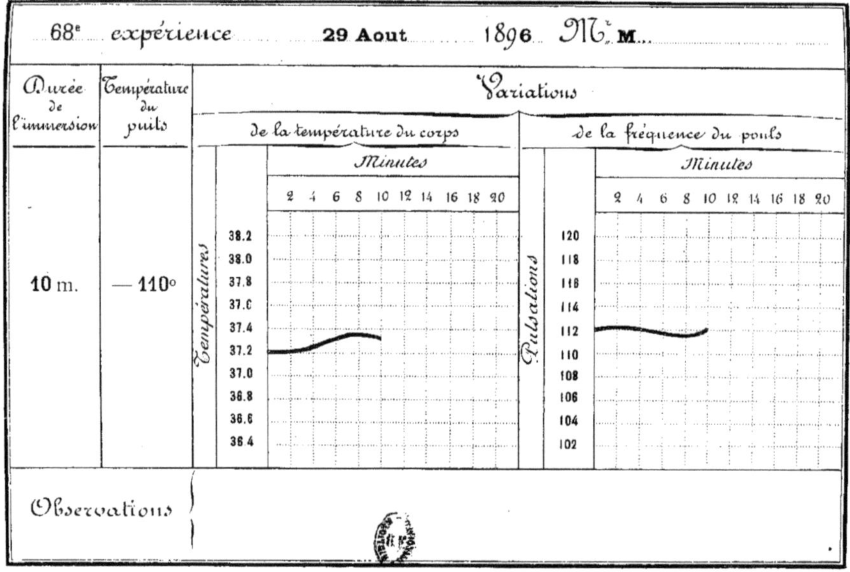

68e expérience 29 Aout 1896 Mr M...

Durée de l'immersion	Température du puits	Variations de la température du corps	Variations de la fréquence du pouls
10 m.	— 110°		

Observations

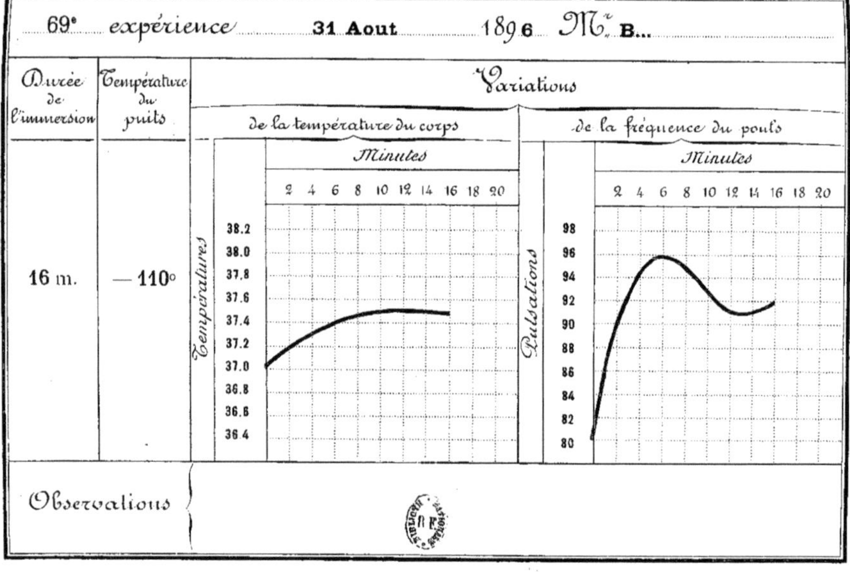

69e expérience 31 Aout 1896 Mr B...
Durée de l'immersion
Température du puits
Variations
de la température du corps
de la fréquence du pouls
Minutes
2 4 6 8 10 12 14 16 18 20
Températures
38.2
38.0
37.8
37.6
37.4
37.2
37.0
36.8
36.6
36.4
Minutes
2 4 6 8 10 12 14 16 18 20
Pulsations
98
96
94
92
90
88
86
84
82
80
16 m.
— 110°
Observations

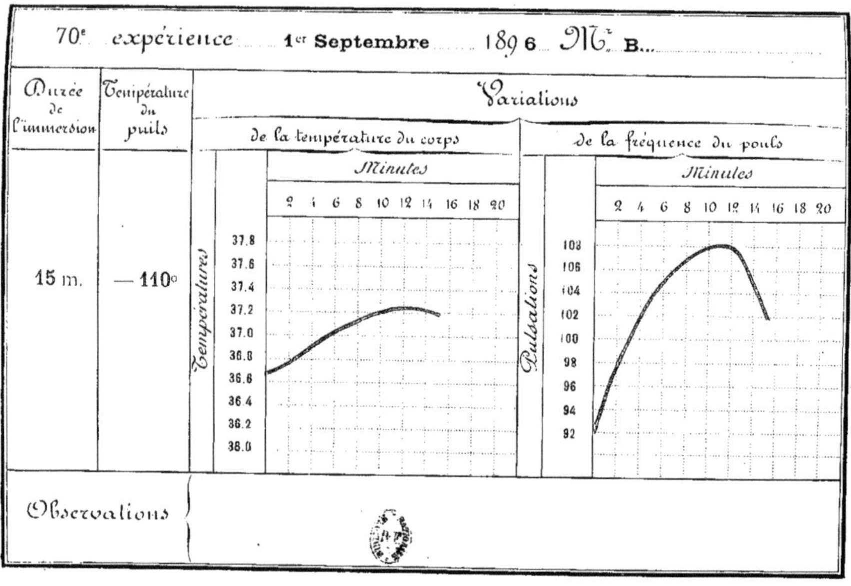
70e expérience 1er Septembre 1896 Mr B...
Durée de l'immersion
Température du puits
Variations
de la température du corps
de la fréquence du pouls
Minutes
2 4 6 8 10 12 14 16 18 20
Températures
37.8
37.6
37.4
37.2
37.0
36.8
36.6
36.4
36.2
36.0
Pulsations
108
106
104
102
100
98
96
94
92
15 m.
— 110°
Observations

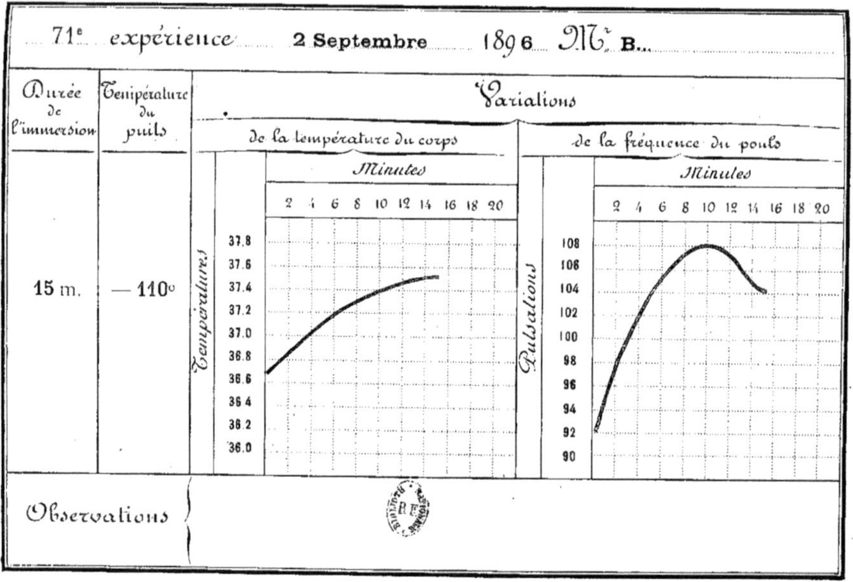
71e expérience 2 Septembre 1896 Mr B...

Durée de l'immersion	Température du puits	Variations de la température du corps	Variations de la fréquence du pouls
15 m.	— 110°		

Observations

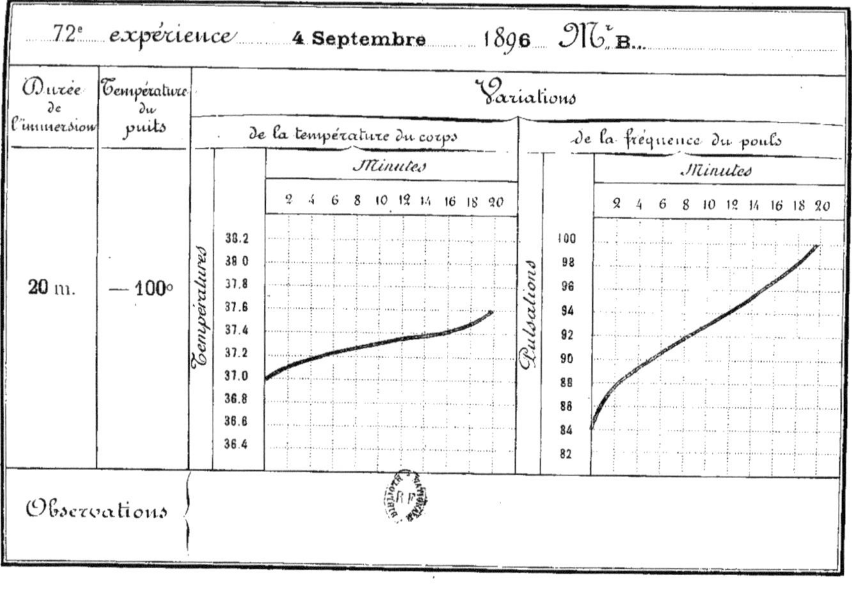
72e expérience 4 Septembre 1896 Mr B...
Durée de l'immersion
Température du puits
Variations
de la température du corps
de la fréquence du pouls
Minutes
2 4 6 8 10 12 14 16 18 20
Températures
38.2
38.0
37.8
37.6
37.4
37.2
37.0
36.8
36.6
36.4
Pulsations
100
98
96
94
92
90
88
86
84
82
20 m.
— 100°
Observations

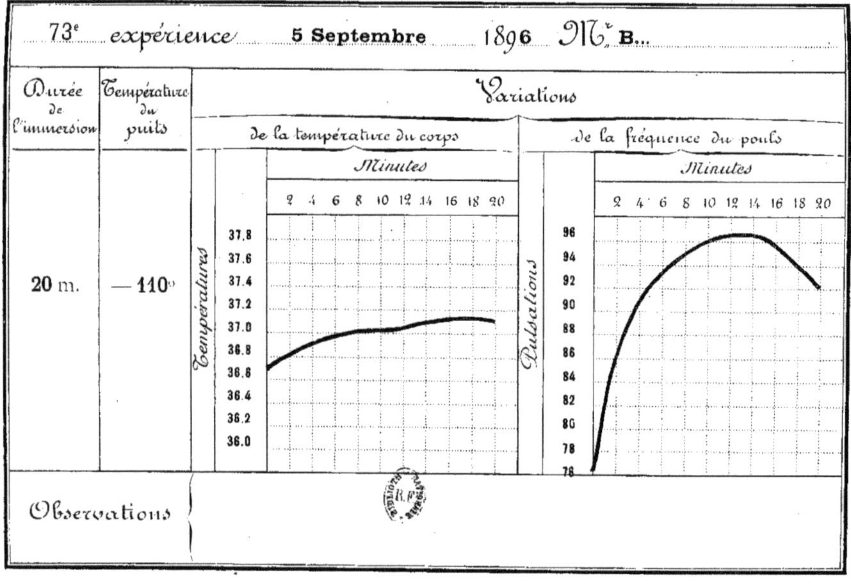
73e expérience 5 Septembre 1896 Mr B...
Durée de l'immersion
Température du puits
Variations
de la température du corps
de la fréquence du pouls
Minutes
2 4 6 8 10 12 14 16 18 20
Températures
37,8
37.6
37.4
37.2
37.0
36.8
36.6
36.4
36.2
36.0
Pulsations
96
94
92
90
88
86
84
82
80
78
76
20 m.
— 110°
Observations

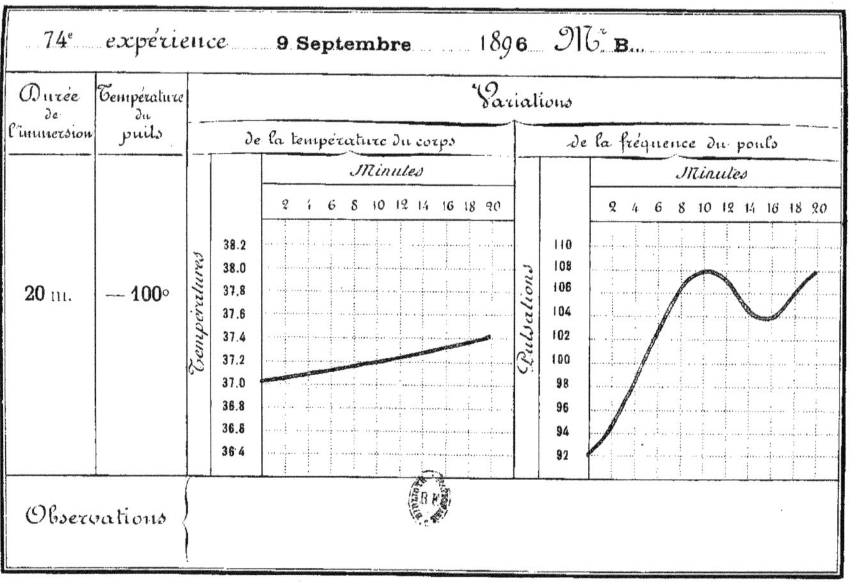
74e expérience 9 Septembre 1896 Mr B...
Durée de l'immersion
Température du puits
Variations
de la température du corps
de la fréquence du pouls
Minutes
2 4 6 8 10 12 14 16 18 20
Minutes
2 4 6 8 10 12 14 16 18 20
Températures
38.2
38.0
37.8
37.6
37.4
37.2
37.0
36.8
36.8
36·4
Pulsations
110
108
106
104
102
100
98
96
94
92
20 m.
— 100°
Observations

75e expérience 10 Septembre 1896 Mr M... Genève

Durée de l'immersion	Température du puits	Variations de la température du corps	Variations de la fréquence du pouls
15 m.	— 95°		

Variations

de la température du corps — Minutes: 2 4 6 8 10 12 14 16 18 20 — Températures: 37.8, 37.6, 37.4, 37.2, 37.0, 36.8, 36.6, 36.4, 36.2, 36.0

de la fréquence du pouls — Minutes: 2 4 6 8 10 12 14 16 18 20 — Pulsations: 102, 100, 98, 96, 94, 92, 90, 88, 86, 84

Observations

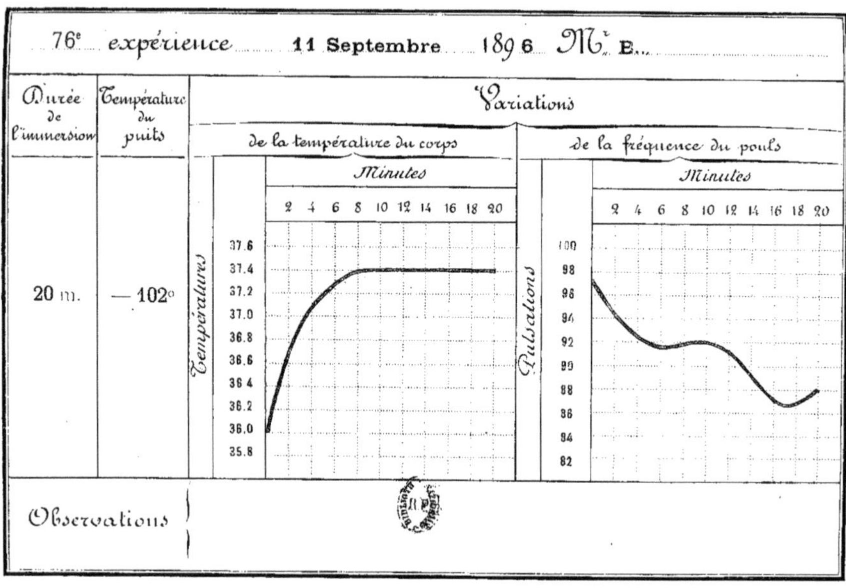
76e expérience 11 Septembre 1896 Mr E...
Durée de l'immersion
Température du puits
Variations
de la température du corps
de la fréquence du pouls
Minutes
2 4 6 8 10 12 14 16 18 20
Températures
37.6 37.4 37.2 37.0 36.8 36.6 36.4 36.2 36.0 35.8
Pulsations
100 98 96 94 92 90 88 86 84 82
20 m.
— 102°
Observations

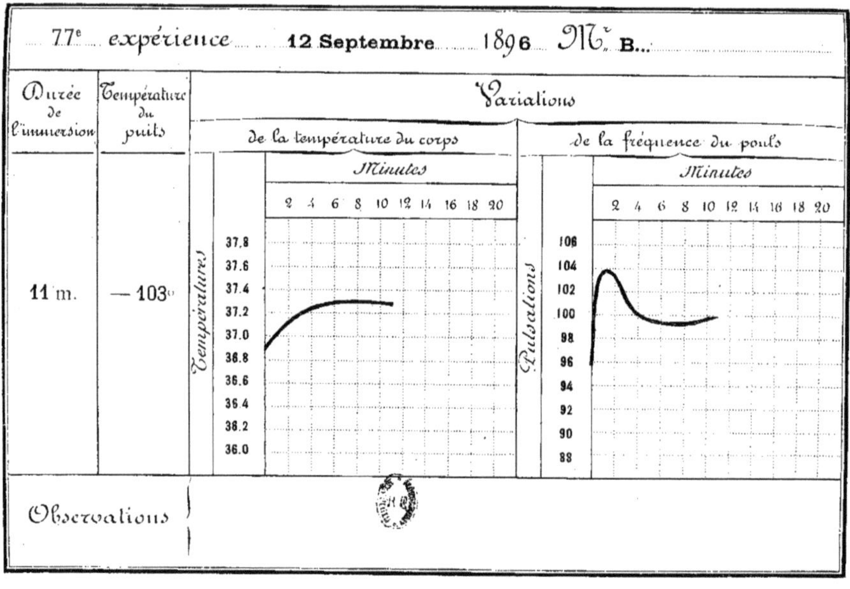
77e expérience 12 Septembre 1896 Mr B...
Durée de l'immersion
Température du puits
Variations
de la température du corps
de la fréquence du pouls
Minutes
2 4 6 8 10 12 14 16 18 20
Températures
37.8
37.6
37.4
37.2
37.0
36.8
36.6
36.4
36.2
36.0
Pulsations
106
104
102
100
98
96
94
92
90
88
11 m.
— 103°
Observations

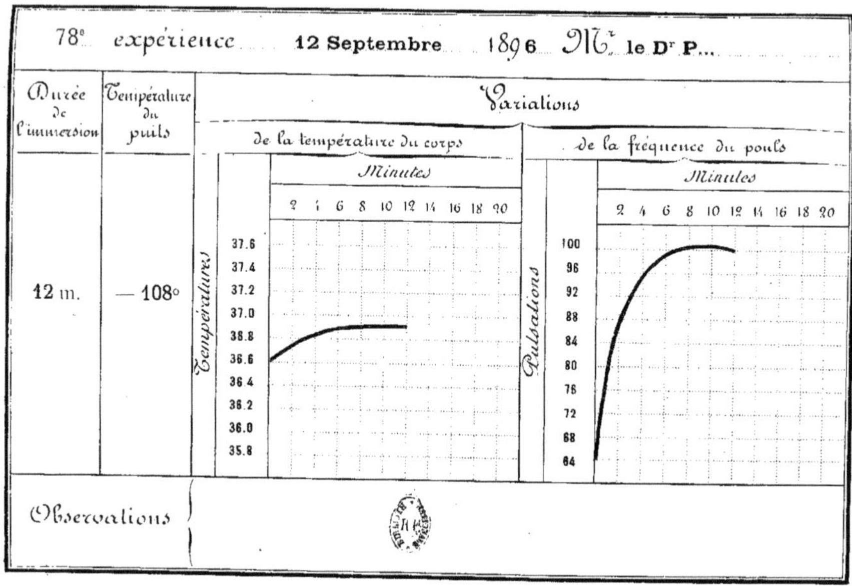

78e expérience 12 Septembre 1896 Mr le Dr P...

Durée de l'immersion	Température du puits	Variations de la température du corps	Variations de la fréquence du pouls
12 m.	— 108°		

Observations

80e expérience 24 Septembre 1896 Mr M.

Durée de l'immersion	Température du puits	Variations de la température du corps — Températures	Minutes 2 4 6 8 10 12 14 16 18 20	Variations de la fréquence du pouls — Pulsations	Minutes 2 4 6 8 10 12 14 16 18 20
5 m.	— 100°	37.6		72	
		37.4		70	
		37.2		68	
		37.0		66	
		36.8		64	
		36.6		62	
		36.4		60	
		36.2		58	
		36.0		56	
		35.8		54	

Observations

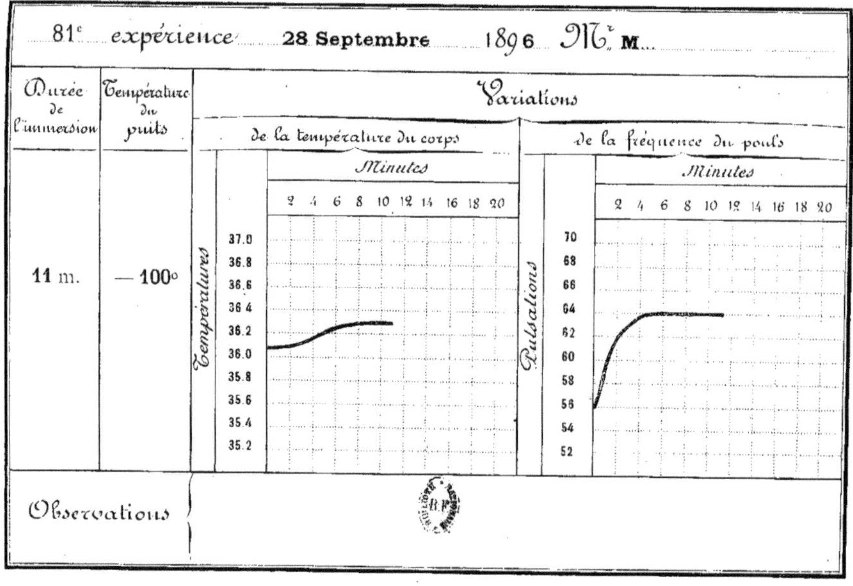
81e expérience 28 Septembre 1896 Mr M...
Durée de l'immersion
Température du puits
Variations
de la température du corps
de la fréquence du pouls
Minutes
2 4 6 8 10 12 14 16 18 20
Températures
37.0
36.8
36.6
36.4
36.2
36.0
35.8
35.6
35.4
35.2
Pulsations
70
68
66
64
62
60
58
56
54
52
11 m.
— 100°
Observations

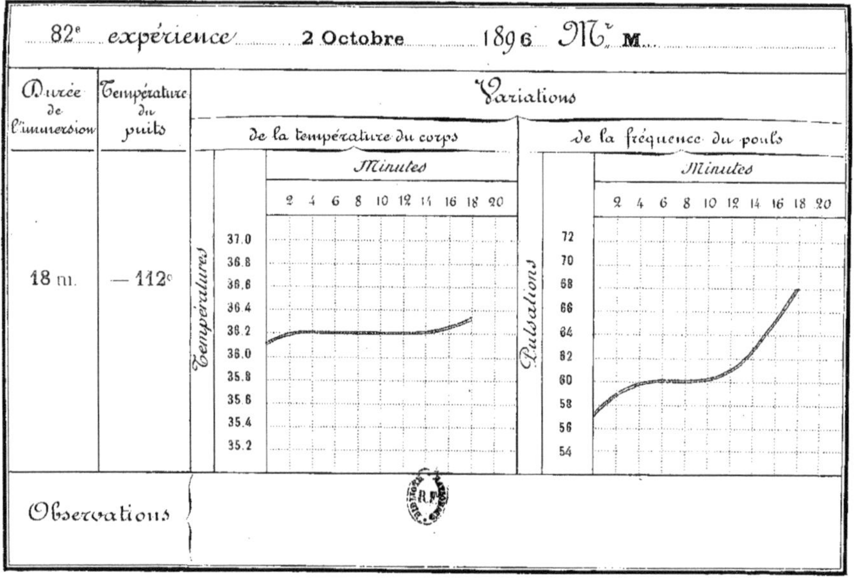
82e expérience 2 Octobre 1896 Mr M.
Durée de l'immersion
Température du puits
Variations
de la température du corps
de la fréquence du pouls
Minutes
2 4 6 8 10 12 14 16 18 20
Températures
37.0
36.8
36.6
36.4
36.2
36.0
35.8
35.6
35.4
35.2
Pulsations
72
70
68
66
64
62
60
58
56
54
18 m.
— 112°
Observations

83e expérience 4 Octobre 1896 Mr M.

Durée de l'immersion	Température du puits	Variations de la température du corps	Variations de la fréquence du pouls
20 m.	— 110°	Températures (37.0 – 35.2) / Minutes (2 – 20)	Pulsations (72 – 54) / Minutes (2 – 20)

Observations

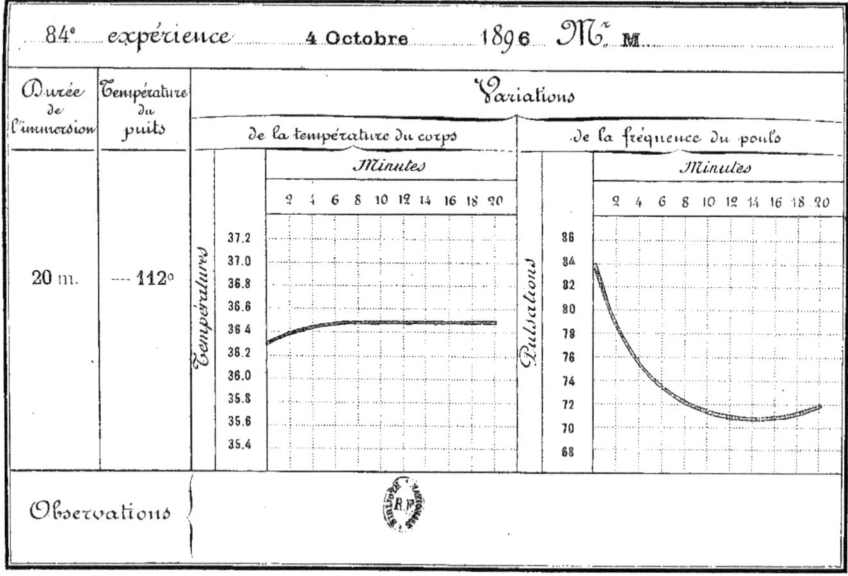
84e expérience 4 Octobre 1896 Mr M.
Durée de l'immersion
Température du puits
Variations
de la température du corps
de la fréquence du pouls
Minutes
2 4 6 8 10 12 14 16 18 20
Températures
37.2
37.0
36.8
36.6
36.4
36.2
36.0
35.8
35.6
35.4
Pulsations
86
84
82
80
78
76
74
72
70
68
20 m.
112°
Observations

85e expérience 4 Octobre 1896 Mr S...

Durée de l'immersion	Température du puits	Variations de la température du corps	Variations de la fréquence du pouls
13 m.	— 110°		

Température du corps — Températures (36.0 à 37.8) / Minutes (2 à 20)

Fréquence du pouls — Pulsations (88 à 106) / Minutes (2 à 20)

Observations

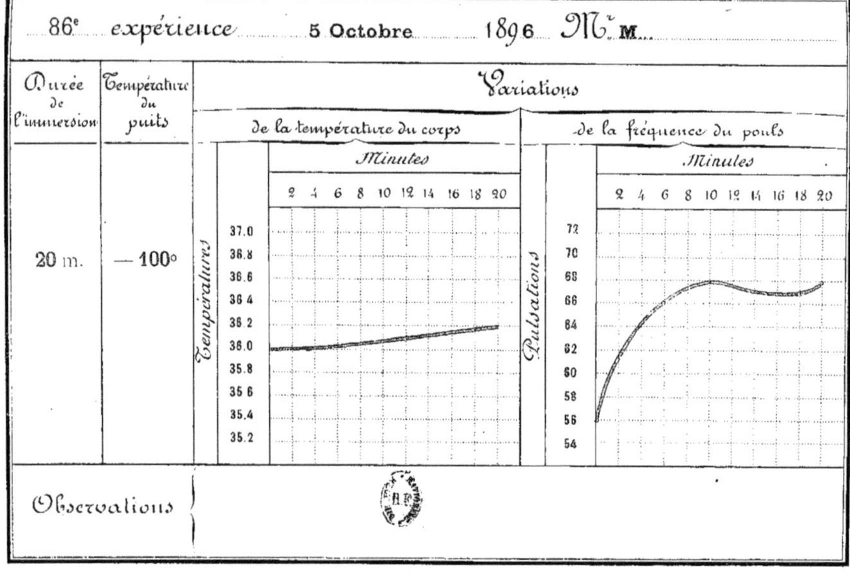

86e expérience 5 Octobre 1896 Mr M...
Durée de l'immersion
Température du puits
Variations
de la température du corps
de la fréquence du pouls
Minutes
2 4 6 8 10 12 14 16 18 20
Températures
37.0
36.8
36.6
36.4
36.2
36.0
35.8
35.6
35.4
35.2
Pulsations
72
70
68
66
64
62
60
58
56
54
20 m.
— 100°
Observations

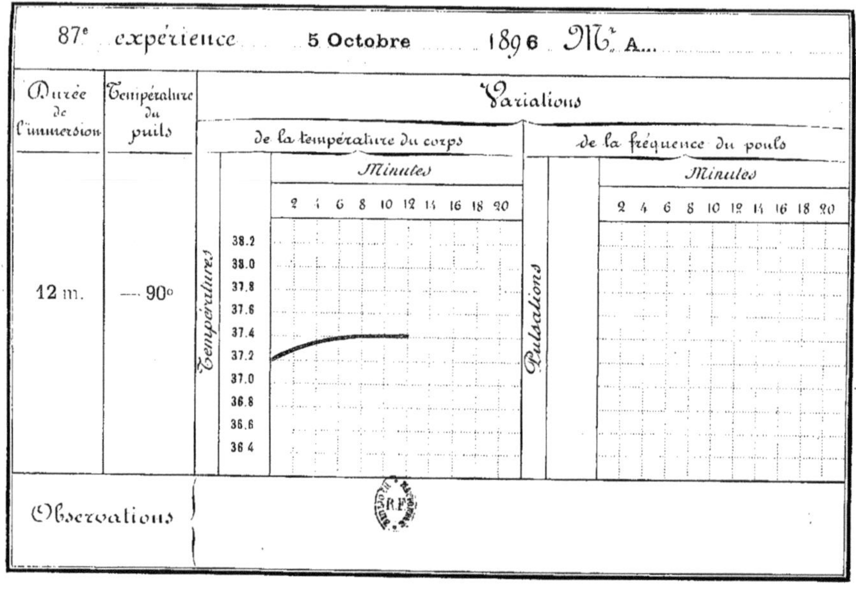

87e expérience 5 Octobre 1896 Mr A...
Durée de l'immersion
Température du puits
Variations
de la température du corps
de la fréquence du pouls
Minutes
2 4 6 8 10 12 14 16 18 20
Minutes
2 4 6 8 10 12 14 16 18 20
Températures
38.2
38.0
37.8
37.6
37.4
37.2
37.0
36.8
36.6
36 4
Pulsations
12 m.
— 90°
Observations

88e expérience 7 Octobre 1896 Mr M...

Durée de l'immersion	Température du puits	Variations de la température du corps	Variations de la fréquence du pouls
20 m.	— 100°	Températures (36.8, 36.6, 36.4, 36.2, 36.0, 35.8, 35.6, 35.4, 35.2, 35.0) — Minutes (2, 4, 6, 8, 10, 12, 14, 16, 18, 20)	Pulsations (76, 73, 70, 67, 64, 61, 58, 55, 52, 49) — Minutes (2, 4, 6, 8, 10, 12, 14, 16, 18, 20)

Observations

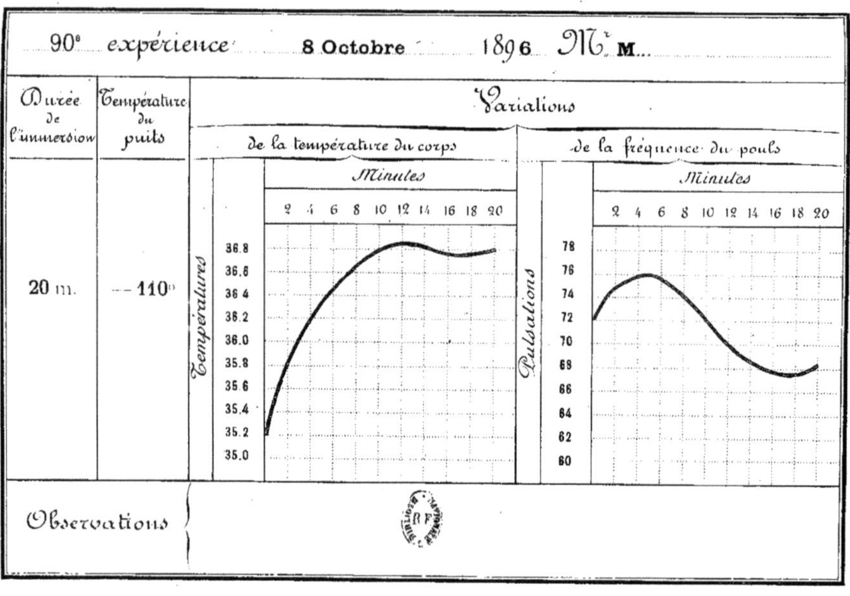
90e expérience 8 Octobre 1896 Mr M...
Durée de l'immersion
Température du puits
Variations
de la température du corps
de la fréquence du pouls
Minutes
2 4 6 8 10 12 14 16 18 20
Températures
36.8
36.6
36.4
36.2
36.0
35.8
35.6
35.4
35.2
35.0
Pulsations
78
76
74
72
70
68
66
64
62
60
20 m.
110°
Observations

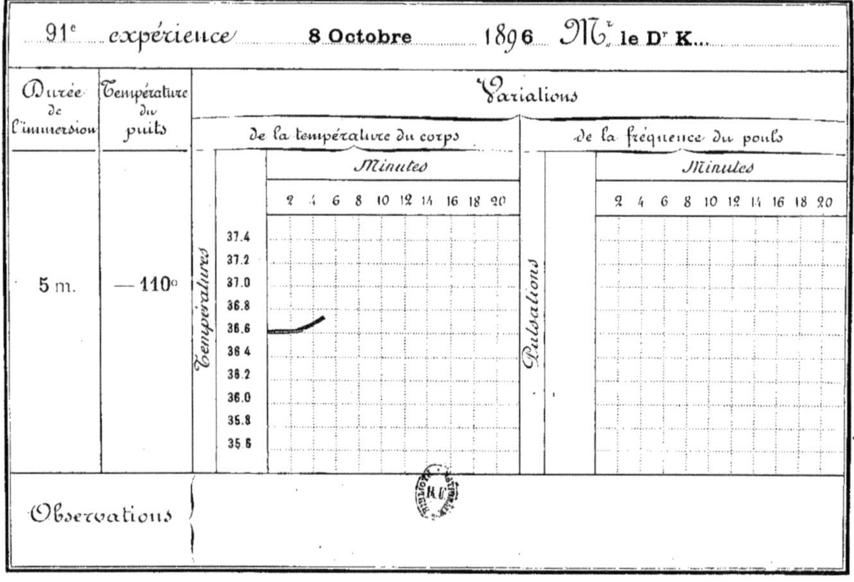

91e expérience 8 Octobre 1896 Mr le Dr K...

Durée de l'immersion	Température du puits	Variations de la température du corps	Variations de la fréquence du pouls
5 m.	— 110°		

Variations

de la température du corps — Minutes: 2 4 6 8 10 12 14 16 18 20

Températures: 37.4, 37.2, 37.0, 36.8, 36.6, 36.4, 36.2, 36.0, 35.8, 35.6

de la fréquence du pouls — Minutes: 2 4 6 8 10 12 14 16 18 20

Pulsations

Observations

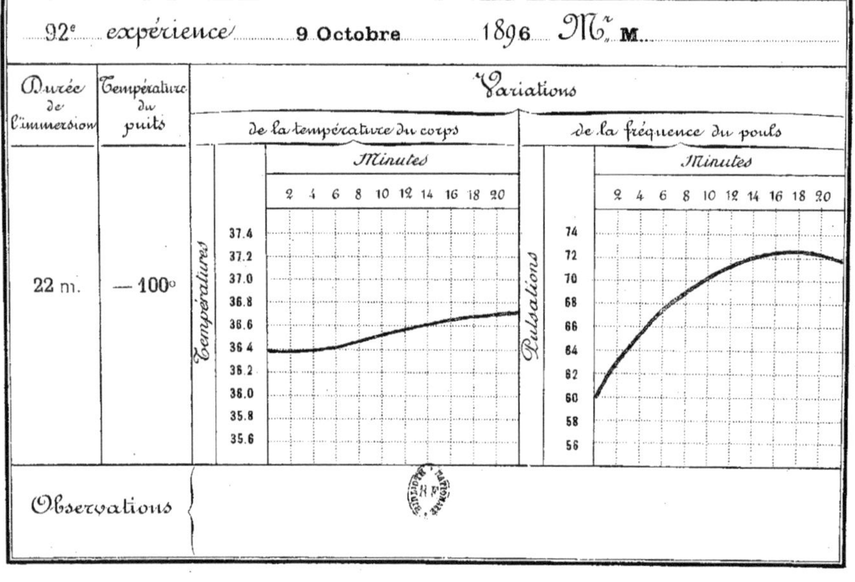
92e expérience 9 Octobre 1896 Mr M..
Durée de l'immersion
Température du puits
Variations
de la température du corps
de la fréquence du pouls
Minutes
2 4 6 8 10 12 14 16 18 20
Températures
37.4
37.2
37.0
36.8
36.6
36.4
36.2
36.0
35.8
35.6
Pulsations
74
72
70
68
66
64
62
60
58
56
22 m.
— 100°
Observations

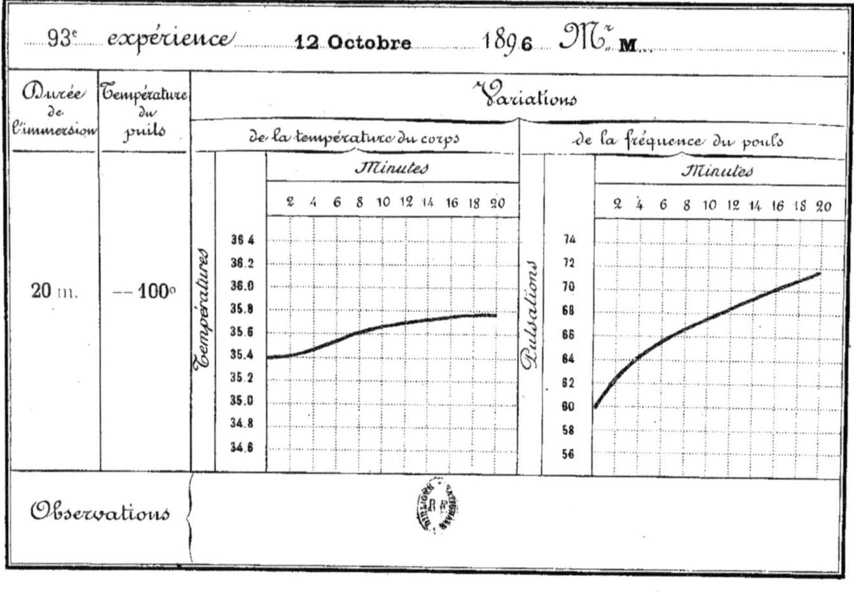
93e expérience 12 Octobre 1896 Mr M.
Durée de l'immersion
Température du puits
Variations
de la température du corps
de la fréquence du pouls
Minutes
2 4 6 8 10 12 14 16 18 20
Températures
36.4
36.2
36.0
35.8
35.6
35.4
35.2
35.0
34.8
34.6
Pulsations
74
72
70
68
66
64
62
60
58
56
20 m.
— 100°
Observations

94e expérience	13 Octobre	1896	Mr le Dr D

Durée de l'immersion	Température du puits	Variations de la température du corps			Variations de la fréquence du pouls		
				Minutes: 2 4 6 8 10 12 14 16 18 20			Minutes: 2 4 6 8 10 12 14 16 18 20
10 m.	— 100°	Températures	37.8 37.6 37.4 37.2 37.0 36.8 36.6 36.4 36.2 36.0		Pulsations		
Observations							

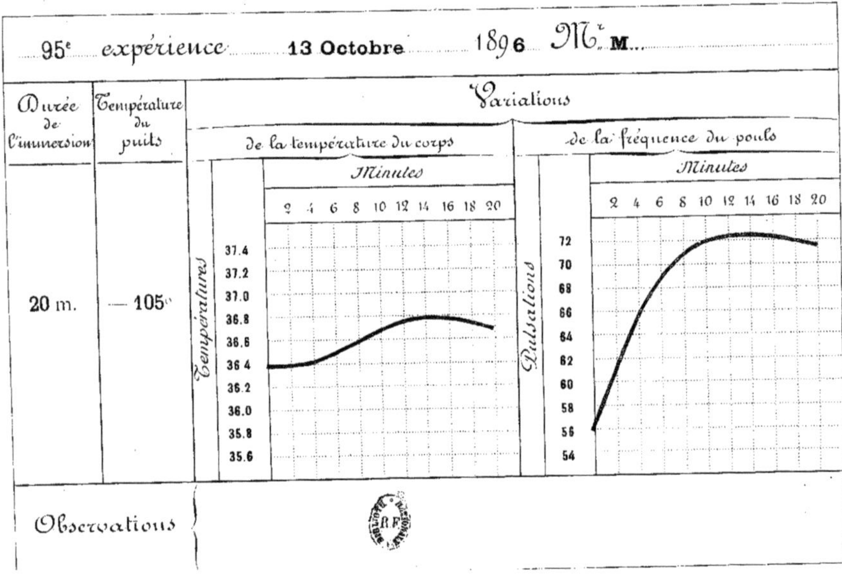
95e expérience 13 Octobre 1896 Mr M...
Durée de l'immersion
Température du puits
Variations
de la température du corps
de la fréquence du pouls
Minutes
2 4 6 8 10 12 14 16 18 20
Températures
37.4
37.2
37.0
36.8
36.6
36.4
36.2
36.0
35.8
35.6
Pulsations
72
70
68
66
64
62
60
58
56
54
20 m.
— 105°
Observations

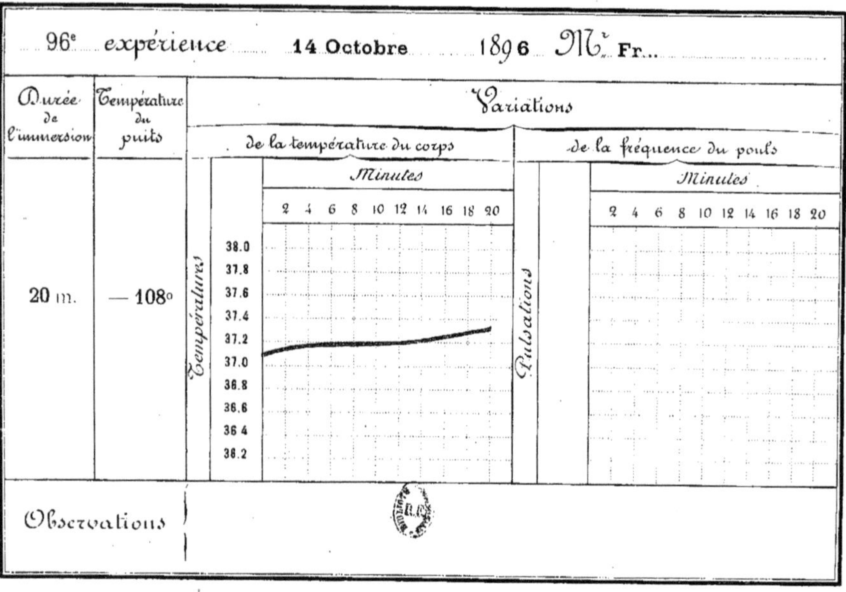

96e expérience 14 Octobre 1896 Mr Fr...

Durée de l'immersion	Température du puits	Variations de la température du corps (Températures)	Variations de la fréquence du pouls (Pulsations)
20 m.	— 108°		

Observations

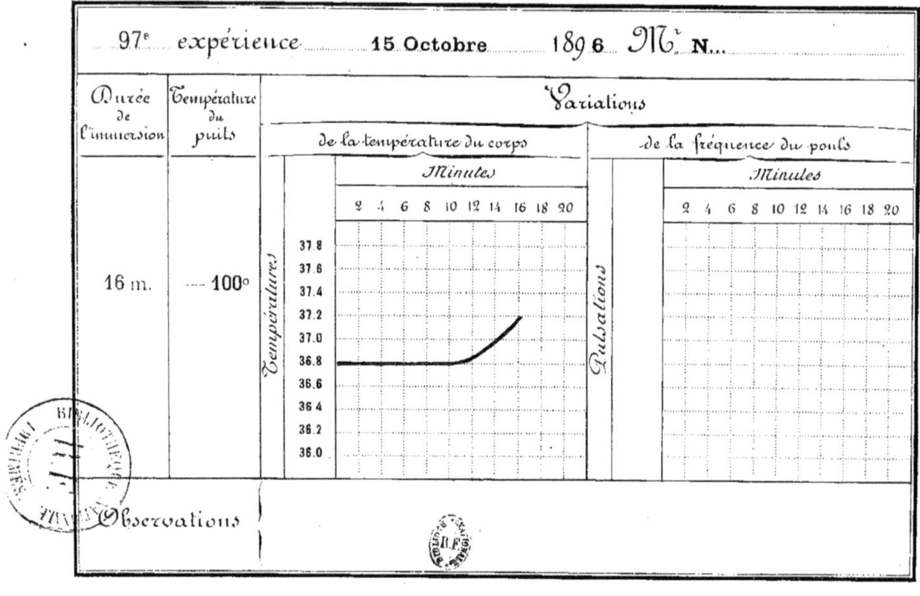
97e expérience 15 Octobre 1896 Mr N...
Durée de l'immersion
Température du puits
Variations
de la température du corps
de la fréquence du pouls
Minutes
2 4 6 8 10 12 14 16 18 20
Minutes
2 4 6 8 10 12 14 16 18 20
Températures
37.8
37.6
37.4
37.2
37.0
36.8
36.6
36.4
36.2
36.0
Pulsations
16 m.
— 100°
Observations

www.ingramcontent.com/pod-product-compliance
Ingram Content Group UK Ltd.
Pitfield, Milton Keynes, MK11 3LW, UK
UKHW020557230726
13926UKWH00005B/2069

9 782013 613897